CAMBIE SU
DIETA,
CAMBIE SU
SALUD

COMO LA COMIDA PUEDE MANTER SU SALUD, O CAUSAR ENFERMEDAD

Jorge Bordenave MD FACP

Cardiologo Integrativo

AuthorHouse™
1663 Liberty Drive
Bloomington, IN 47403
www.authorhouse.com
Phone: 1-800-839-8640

First published by AuthorHouse   11/09/2011

ISBN: 978-1-4567-9481-1 (sc)
ISBN: 978-1-4567-9482-8 (ebk)

Library of Congress Control Number: 2011915320

Printed in the United States of America

Dedicatoria

Este libro es dedicado a toda persona que desea tomar control de su salud, sin medicamentos y sin tener que contar del sistema de salud corporativo de los EEUU.

A mis padres, Carlos Humberto, un médico que me enseño, lo que es ser un profesional de la salud, y a mi madre Odilia, doctora en educación, por sus logros en tiempos difíciles.

Y a mi esposa Billie porque me hace recordar la belleza que existe en la naturaleza.

"El médico del futuro no recetará medicinas, en vez educará a sus pacientes en el cuidado del cuerpo, de un nutrición apropiada y en la prevención de enfermedades"

~ Thomas A. Edison

Contents

Prefacio.. 9

Agradecimientos 15

PARTE 1

Enfermedades, inflamación, y nuestra nutrición 19

Entendiendo el proceso de Inflamación...24

    El Envejecimiento 38

Obesidad...42

    Obesidad y Cáncer..44

Obesogenos, causa recién identificada de la obesidad.................45

Cómo las grasas provocan inflamación 52

El estado de la salud en nuestro país y algunas estadísticas de la salud...56

El papel de un estilo de vida sedentario. 64

Un recorrido nutricional por las últimas décadas.........................68

    Producción de alimentos...74

    Cambios en nuestros suministros de alimentos................83

Vacunas. 84

Antibióticos. 85

Hormonas...86

Nuestro aparato digestivo y las enfermedades..............................89

La flora intestinal..90

El papel del maíz 99

Dietas populares para bajar de peso. 104

Los alimentos como medicina...................................... 110

PARTE 2

Cómo cambiar nuestros hábitos, y lo que podemos hacer para mantenernos saludable.. 115

Diferentes tipos de dietas....................................... 115

Dieta de eliminación... 117

Sensibilidad al gluten/Enfermedad celíaca..................... 118

Dietas Oligoantigenicas.. 121

Dieta Cetogénica Alta en Grasa 125

La Dieta Antiinflamatoria. 127

El Estudio de los Siete Países 131

Soluciones rápidas.. 135

Macronutrientes... 142

Proteína.. 144

Soya.. 147

Lo bueno. 149

Lo mixto 149

Lo malo... 151

Carnes procesadas... 153

Embutidos... 154

Carnes carbonizadas 155

Carbohidratos.. 156

Carbohidratos buenos, carbohidratos malos.................. 162

Glucosa 165

Fructosa 166

Sirope de maíz de alta fructosa............................ 166

Fibra 167

Reacción de glicación 171

Índice glicémico.. 173

Carga Glicémica 176

Las grasas 179

Ácidos grasos esenciales............................... 187

Los micronutrientes 196

Fitonutrientes. (Antioxidantes naturales) 198

Otros alimentos antiinflamatorios 206

Vino tinto..206

Chocolate y cacao..207

Té. 208

Condimentos antiinflamatorios................................212

Ajo. 212

Jengibre..215

Cúrcuma..217

El aceite de oliva..219

Verduras crucíferas 224

Coliflor..226

Col 227

Brócoli 227

Col rizada o acelga..228

Berza 229

Rábano..229

Rábano picante 229

Coles de Bruselas 230

Agua 231

Mi historia personal..235

Conclusión..243

Sobre el autor 253

Prefacio

Este libro es una traducción del texto original en español, "La dieta anti-inflamatoria", publicado por Balboa Press.

Fue escrito porque su salud y bienestar son importantes para muchas personas que dependen de usted y se preocupan por usted.

Cuando comencé mi práctica de Cardiología, estaba en mis 30's, y casi todos los pacientes de Cardiología que estaba viendo, como esperado, eran mayores que yo. La hipertensión arterial, colesterol alto, asuntos relacionados con la enfermedad coronaria y otras enfermedades en general de personas mayores que yo, eran razones típicas para visitas al consultorio. Con el tiempo, nuevos pacientes empezaron a aparecer a edades más jóvenes y muchos de ellos ya padecían de complicaciones cardiovasculares causadas por la obesidad, diabetes y un estilo de vida sedentario.

Al mismo tiempo, me fui envejeciendo y me mantuve saludable, sin problemas médicos propios, en comparación con los nuevos pacientes que estaba tratando. Un número creciente de jóvenes en sus 30 y 40 años, que llegaron para evaluación cardiológica que ya se encontraban tomando una combinación de medicinas para tratar la presión arterial alta, el colesterol alto, pastillas para dormir, pastillas contra la ansiedad o antidepresivos y medicamentos para la supresión de la acides estomacal. Una cosa que muchos de estos jóvenes tenían en común era el sobrepeso, debido a la falta de tiempo para hacer ejercicios, al igual que al consumo diario de una dieta del tipo "comida rápida," de alto contenido calórico. La misma falta de actividad física y la mala alimentación que ha sido característica de nuestro modo de vida Norteamericano en las últimas décadas. Esto fue muy preocupante para mí.

Mientras que trataba un alto número de pacientes jóvenes con múltiples problemas de salud, tomando una gran cantidad de medicinas, me di cuenta de que la gran mayoría de los pacientes hospitalizados, donde era consultado, enfrentaban complicaciones de enfermedades comunes crónicas que podrían haber sido prevenidas fácilmente, si solo ellos se hubieran cuidado un poco a sí mismos. Pacientes en etapas finales, de los mismos procesos y enfermedades que estaba viendo con mayor frecuencia en personas jóvenes en mi oficina.

La gran mayoría de estos pacientes hospitalizados estaban sufriendo ahora de los resultados finales de los años de abuso personal que muchos de nosotros damos por sentado, como el resultado de la mala alimentación, la nutrición y la vida sedentaria. Pacientes debilitados, y frágiles, muchos de ellos con múltiples problemas sistémicos y en muy mala calidad de vida que están conectados a máquinas, que actúan sólo para prolongar la muerte en lugar de preservar o restablecer la salud.

Eso me hace pensar que a pesar de nuestra comprensión actual y los millones de dólares que se gastan en campañas para educar a la población sobre la importancia de la nutrición y los ejercicios, muchos de nosotros todavía no nos cuidamos la salud.

No ha habido ninguna urgencia por parte de muchos pacientes que trato hasta que se ven entrando a mi oficina. Es como si, aplazáramos y pospongamos el cuidado de nuestra salud, hasta que ya sea demasiado tarde. Vivimos nuestras vidas creyendo que estamos bien y saludables, porque nos sentimos bien y saludables. Pero es de esta forma, lentamente, a través de los años, sin sentir molestia o malestar diario que pasamos del bienestar a la enfermedad. Luego, cuando nos enfermamos, asumimos y creemos que habrá medicamentos que nos curaran y médicos que se encargaran de nuestra salud y de nosotros.

Me parece simplemente increíble que muchos gastan miles de dólares en procedimientos cosméticos para hacerse ellos mismos lucir más jóvenes, preocupándose por su aspecto exterior, mientras que descuidan la parte más importante, que es su cuerpo desde el interior.

Ninguno de nosotros gastaría nuestro dinero, duramente ganado, en un coche viejo, antiguo, que está absolutamente hermoso y restaurado en el exterior, pero una bolsa de antiguas piezas desgastadas y oxidadas en el interior. Sin embargo a muchos les importa más como se ven exteriormente sin reconocer que el motor y los componentes internos son la parte más importante de la salud. ¿Cuánto tiempo piensan que algo así podrá durar, cuando hemos fallado en cuidar la parte más importante?

Otros prefieren comprar polvitos, pastillas, remedios y artefactos que prometen prevención y sanación inmediata sin la necesidad de poner uno de su parte, en contra del sentido común, pero siguiendo la ley del menor esfuerzo.

Y lo mismo ocurre con nuestra salud. No podemos ver los daños, o sentir cualquier síntoma, pero envejecemos

PARTIE 1

Enfermedades, inflamación, y nuestra nutrición

El concepto de la inflamación persistente y crónica como la causa de enfermedades crónicas ha existido durante más de 200 años. Sin embargo ha sido solo en las últimas décadas que hemos sido capaces de comprender mejor las múltiples y complejas interacciones bioquímicas y fisiológicas, que se producen en la fisiopatología de la inflamación sistémica y cómo se relaciona con el desarrollo de la enfermedad.

Estudios múltiples han demostrado y siguen apoyando a la inflamación como la causa de muchas enfermedades y condiciones médicas comunes en la actualidad.

También hay evidencia que sugiere que ciertos tipos de toxinas ambientales tanto adquiridas después del nacimiento o durante el desarrollo en el útero, así como, y tal vez lo más importante, los alimentos que hemos estado consumiendo como parte de una dieta de tipo "Occidental", contribuyen directamente al desarrollo de la inflamación y de estados pro inflamatorios sistémicos.

Una inflamación de bajo grado, persistente, de larga duración, como resultado de un continuo consumo de alimentos altamente refinados y procesados, que contienen o han estado expuestos a grasas saturadas y de tipo trans fat.

Estos nuevos conocimientos tienen el potencial de permitirnos reconocer y hacer mejores selecciones de los alimentos que comemos a diario, al igual que cambiar nuestro de estilo de vida, ambos de los cuales pueden comenzar a revertir las epidemias de la salud relacionadas con la obesidad, que ha estado y continua afectando a nuestro país y los países alrededor del mundo, por varias décadas.

Lo que comemos diariamente, en realidad si hace una diferencia en nuestra salud, haciendo al viejo dicho, "eres lo que comes", más relevante que nunca.

Esto es especialmente cierto en los inicios del siglo 21, cuando a pesar de nuestros éxitos y los impresionantes avances en la medicina, nuestro país es el líder mundial en las epidemias de obesidad y enfermedades relacionadas con el estilo de vida. Enfermedades como la diabetes, procesos cardiovasculares, apoplejías, cánceres, trastornos digestivos e incluso trastornos del estado de ánimo como la depresión. Enfermedades crónicas, que se están produciendo a edades más tempranas y luego continúan toda una vida, y que son las principales causas de nuestros crecientes y fuera de control, costos del cuidado de la salud.

Según los Centros para el Control de Enfermedades de los EEUU, (la CDC), el 32% de los habitantes de la raza blanca y 53% de mujeres negras, son obesos. En el 2007, casi el 11% de los adultos de más de 20 años de edad padecen de diabetes, mientras que el 23% de todas las personas mayores de 60 años, padecen de diabetes. (http://www.cdc.gov/diabetes/pubs/pdf/ndfs_2007.pdf).

Los costos del cuidado de la salud en el 2008, el año más reciente del que se tienen cifras disponibles, ascendió a $ 2.3

trillones de dólares ($2,300,000,000,000), que es el 20% del Producto Bruto Interno de esta nación (PBI) o GDP por sus siglas en Ingles.

Compare esa cantidad con el gasto total del cuidado de la salud de $247 millones de dólares que fue el 8,8% de nuestro PBI, en el 1980. (www.NCBI.nlm.nih.gov/PubMed/10309470).

Cinco condiciones médicas son responsables de más de la mitad del total de gastos en el cuidado de la salud de este país y de dos terceras partes de la cantidad total de dinero pagado por Medicare. (Druss et al. 2001).

Cinco condiciones médicas que se pueden controlar y en muchos casos, simplemente revertir, cambiando nuestra dieta y aumentando nuestro nivel de actividad física, y estas incluyen: trastornos cardiovasculares, obesidad, diabetes, enfermedades pulmonares y cáncer.

Mientras que los factores hereditarios y genéticos que heredamos, (no podemos elegir nuestros padres) son causas de algunas enfermedades y están fuera de nuestro control, hay muchos otros factores que podemos controlar para disminuir el riesgo de desarrollar enfermedad.

Los alimentos son y han sido el medicamento más importante que utilizamos durante el transcurso de nuestra vida. Muchos pueden resultar sorprendidos, o tal vez no han considerado nunca, a los alimentos como un medicamento. Pero los alimentos han sido utilizados como medicina, en la medicina tradicional China (TCM), la medicina Ayurvedic de la India, en la medicina del antiguo Imperio Romano, en las culturas Egipcias y de Sudamérica, todas las cuales datan de miles de años antes de Cristo.

Cuantos de nosotros no sintieron alivio y mejoraron más rápido de un resfriado, después de una taza de sopa de pollo casera que nos hicieron nuestras mamás, o abuelas.

"Alimenta un resfriado, mata de hambre a la fiebre" es un dicho común en el léxico de Americana. ¿O es al revés? La verdad que no recuerdo, pero en cualquier caso, independientemente de que lo recordemos o lo reconozcamos, los alimentos desempeñan un papel importante en nuestra salud y en las enfermedades.

Hoy, la mayoría de nosotros somos conscientes de algunas asociaciones negativas entre las enfermedades y los alimentos, tales como el consumo de grasas saturadas, con el desarrollo de enfermedades cardiovasculares, o tal vez el del de aumento de peso, la obesidad y el desarrollo de la diabetes con el aumento del consumo de hidratos de carbono. La eliminación de alimentos que contienen proteínas de trigo, es la base del tratamiento de la frecuentemente no diagnosticada enfermedad Celiaca que también se conoce como sensibilidad al gluten. Asimismo la eliminación de alimentos, como se mencionara en este libro, sirve como un componente clave, en el tratamiento de muchas otras enfermedades crónicas que comparten una asociación establecida entre enfermedad y alimentos.

Pero más importante aún es que, muchos de nosotros olvidan, dan por sentado o hasta desconocen de las asociaciones positivas que existe entre los alimentos con nuestra salud. Estudios epidemiológicos han demostrado consistente y persistentemente, que las dietas altas en frutas y verduras y bajas en carnes saturadas, disminuyen los riesgos de cáncer.

Se estima que aproximadamente el 35% de todos los cánceres que se ven en los Estados Unidos tienen una asociación potencial con la dieta, superando el fumar como factor de riesgo.

(Doll R, Peto R. The causes of cancer: quantitative estimates of avoidable risks of cancer in the United States today. Journal of the National Cancer Institute 66(6):1191-308 Jun, 1981).

Este hecho, para mí, es simplemente increíble.

Muchos de nosotros puede que no estén conscientes de que la progresión de la demencia y la enfermedad de Alzheimer puede ser frenada por la dieta que consumimos, o que una lipoproteína (tipo de grasa) llamado apoE 4, que se puede medir en la sangre, se ha asociado con un mayor riesgo para el desarrollo de la enfermedad de Alzheimer. Son sólo algunas de las muchas asociaciones que existen entre los alimentos que hemos estado comiendo y que comemos hoy, con el desarrollo de muchas de las enfermedades más comunes que padecemos.

La falta de actividad física, de movimiento y de ejercicio se le añade como otro factor de riesgo controlable al desarrollo de enfermedades.

Entendiendo el proceso de Inflamación.

Cada vez es más evidente que la inflamación desempeña un papel clave y vital en el desarrollo de muchas enfermedades crónicas.

La inflamación es un proceso corporal normal que sirve para mantenernos sanos.

Es el mecanismo de respuesta de defensa principal de nuestro cuerpo a la infección, lesión o cualquier estímulo nocivo. Un sistema inflamatorio intacto y que funcione adecuadamente es necesario para mantener el bienestar y mantenernos saludables durante toda la vida.

La inflamación y los procesos inflamatorios son comunes, ocurren cientos de veces durante el día, la mayoría de las cuales sin que nos demos cuenta, y son una respuesta de defensa normal del cuerpo. Se activan para protegernos contra la invasión de los microorganismos y procesos que potencialmente pueden hacernos daño. Cuando es neutralizada la amenaza, el proceso inflamatorio se desactiva, pero siempre permanece en alerta y preparado para cualquier futuro estímulo tóxico.

La inflamación aguda es una respuesta inmediata, abrumadora y de corta duración a un traumatismo, irritación, endo-toxinas, bacterias, virus, microorganismos y cualquier estímulo nocivo.

Por ejemplo, siempre que nos cortamos o nos sucede cualquier otro tipo de lesión, dentro de unos pocos milisegundos, una cadena de eventos inflamatorios, más conocidos como una cascada inflamatoria, se activa. Las membranas celulares dañadas liberan diversos productos químicos que desencadenarán una respuesta inflamatoria creciente, de intensidad variable, dependiendo de la necesidad. Algunos de estos productos químicos, son productos del metabolismo del ácido araquidónico e incluyen sustancias como las prostaglandinas y leucotrienos, así como bradikinins e histaminas, todos los cuales tienen funciones importantes en la respuesta inflamatoria aguda.

Estos mediadores químicos causan un aumento del flujo sanguíneo en el sitio de la lesión y suelen ser la causa del dolor inicial localizado, asociado con un proceso inflamatorio agudo. El aumento del flujo de sangre y de fluidos en la zona lesionada, causa hinchazón y una mayor dilatación de los vasos sanguíneos, provocando el enrojecimiento de la zona afectada.

Eventualmente, el sistema inmunológico también puede pasar a ser activado por un proceso llamado quimiotaxis, y llegan glóbulos blancos especializados al sitio de la lesión. Un activador inflamatorio clave es una molécula llamada Nf-kappa B. Esta molécula actúa como una señal para activar una respuesta inflamatoria sistémica del cuerpo, que a su vez causa un aumento en el lanzamiento de otras sustancias químicas pro inflamatorios como interleucina-6 (IL-6), interleucina 1 L-beta, factor de necrosis tumoral alfa y la cyclo-oxigenasa-2 (COX-2) todos componentes importantes de una respuesta inflamatoria normal, pero que también desempeñan un papel potencialmente dañino, en las enfermedades crónicas.

Los neutrófilos son los glóbulos blancos encargados de encontrar y eliminar cualquier bacteria. Funcionan, absorbiendo o tragándose a estos microorganismos y los destruyen con potentes enzimas que tienen dentro de su estructura celular. Los neutrófilos, que tienen una vida muy corta de solo varias horas, son ayudados en la eliminación de desechos celulares por otro tipo de glóbulos blancos llamados macrófagos.

Dependiendo del tipo e intensidad de lesión sufrida, puede activarse el sistema hematológico con la acumulación de plaquetas, que rápidamente se aglutinan y forman coágulos de sangre localizados que detienen y previenen cualquier sangramiento potencial.

Además de estos componentes de células sanguíneas, la zona lesionada también es inundada de otros factores anticoagulantes y productos químicos que trabajan juntos para proteger al cuerpo del trauma.

En una persona sana, esta respuesta a lesiones o infecciones es rápida y eficiente, y se resuelve antes de que el sistema inmunológico sea activado crónicamente. Así es como una inflamación normal debe producirse, como un proceso limitado y temporal que se activa y desactiva a sí mismo.

Una respuesta inmediata, corta, que termina rápidamente, es típica de un proceso de inflamación aguda. De vez en cuando somos conscientes de este proceso debido a que ocurre en una zona expuesta, superficial, que podemos sentir y ver directamente o como consecuencia de un traumatismo o lesión.

Alguien que alguna vez se haya cortado a sí mismo o sufrió un raspado de la piel sabe que después que este proceso inflamatorio agudo es contenido y resuelto, la piel eventualmente vuelve a su color y temperatura normal.

Otro ejemplo de esta respuesta inflamatoria aguda se produce en un recrudecimiento de gota. La gota es una condición metabólica producto del nivel de ácido úrico alterado cuando hay demasiada acumulación de ácido úrico en el cuerpo. Como aumentan los niveles de ácido úrico, este puede precipitarse y formar cristales, que frecuentemente se depositan en los fluidos, tejidos y revestimientos alrededor de las articulaciones. Estos cristales causan que la zona o área circundante se irrite y así comienza un proceso inflamatorio, Se manifiesta por enrojecimiento, hinchazón y dolor o sensibilidad en la zona afectada, frecuentemente localizada en una articulación. Otro ejemplo más común de una inflamación aguda es la de un resfriado común. Goteo en la nariz, lagrimeo de los ojos, nariz roja, tal vez incluso hasta dolor alrededor de los senos en la cara, todos efectos infamatorios, como una respuesta a un proceso nocivo, que hace que los vasos sanguíneos se dilaten, se inflamen y aumente el flujo de líquido a la zona.

A diferencia, a una respuesta inflamatoria aguda, una inflamación crónica de bajo nivel o bajo grado, es una inflamación persistente que dura meses, años o toda una vida y que se debe a la irritación crónica por exposición a estímulos nocivos o reacciones autoinmunes. En lugar de los neutrófilos y macrófagos responder al sitio de la lesión, por lo general predominan otros tipos de glóbulos blancos, en forma de monocitos, linfocitos y fibroblastos. Cuando esta inflamación se vuelve crónica y continúa indefinidamente, otros componentes del sistema de defensa del cuerpo se activan. El sistema del complemento se activa para ayudar a anticuerpos y células fagocíticas en la eliminación de estímulos nocivos. Las células fagocíticas envuelven y destruyen a las células invasoras y generan y producen muchas enzimas y productos químicos, incluyendo algunos conocidos como especies reactivas del oxígeno, que son a su vez pro-inflamatorios y que contribuyen al ciclo de la inflamación. El sistema de coagulación se activa para limitar el sangrado, formando una red de filamentos de proteína fina que se localizan en la zona de la lesión. Es así como un trombo, o un coágulo de sangre (la principal causa de ataques cardíacos repentinos), se forma.

El complejo sistema de proteínas del cuerpo llamado sistema quinina-calicreina se activa y funciona como un mediador inflamatorio, causando más vasodilatación. Por último, se activa el sistema fibrinolítico (plasmina) (responsable de la eliminación de coágulos/trombos) para limitar y balancear los efectos del sistema de coagulación. Varias sustancias químicas inflamatorias diferentes son el producto de la activación de cada uno de estos sistemas, todos los cuales forman parte de la respuesta inmune de nuestro cuerpo.

Especies de oxígeno reactivo son compuestos inestables, útiles en la eliminación de varias amenazas nocivas, pero que si no se controlan o si se producen continuamente, pueden provocar la oxidación de los ácidos nucleicos (ADN) y de las proteínas, causando enfermedades y daño a nivel celular.

En ocasiones la inflamación crónica puede convertirse en un estado de estimulación metabólica y fisiológica continua, que por razones genéticas, ambientales o de otro tipo, no parece desactivarse o suspenderse por sí sola. De esta manera, la inflamación crónica desencadena y estimula la participación del sistema inmunológico, razón por la cual muchas de nuestras enfermedades crónicas causadas por un factor desencadenante inflamatorio tienen un componente inmunológico.

Un sistema inmunológico que no puede desactivarse a sí mismo, eventualmente comenzará a actuar y dirigirse contra su propio cuerpo, produciendo un gran número de enfermedades crónicas.

Así es como se desarrollan muchas enfermedades artríticas e inmunológicas, como la insensibilidad al gluten, la artritis reumatoide, el cáncer y muchas otras enfermedades comunes.

Algunas personas pueden tener una predisposición genética a desarrollar ciertas enfermedades inflamatorias crónicas. Este es el caso de quienes padecen psoriasis de placa, una condición de la piel donde el sistema inmunológico se vuelve contra los tejidos de la piel y sigue produciendo más células de piel, que se depositan capa sobre capa, en la piel, produciendo una lesión, enrojecida y gruesa.

Aunque una explicación detallada de cómo funciona el sistema inmunológico está fuera del alcance de este libro en particular, uno puede comenzar a entender cómo un desequilibrio o respuesta inmune disfuncional puede ser la causa de la inflamación crónica.

La inflamación crónica puede ser el resultado de una inflamación aguda, o desarrollarse lentamente y tener una aparición retardada, y una duración de meses o años y terminar con la destrucción de tejidos, fibrosis en los tejidos o la muerte de células.

En la inflamación crónica, no tenemos los típicos signos cardinales de calor, enrojecimiento, hinchazón y dolor como en un proceso inflamatorio agudo, y muchas veces no somos conscientes incluso de que esté ocurriendo una inflamación. La mayoría de las inflamaciones de bajo grado no producen ningún síntoma identificable debido a que normalmente ocurren en las células, tejidos y órganos dentro del cuerpo. Muy a menudo, no estamos aún conscientes que el cuadro clínico, enfermedad, o afección que nosotros, o alguien que nos importa sufre, posiblemente sea el resultado o sea una forma de inflamación crónica.

Otros ejemplos de inflamación crónica; aterosclerosis o endurecimiento de las arterias, enfermedad de úlcera péptica, psoriasis, la artritis reumatoidea, pancreatitis, enfermedad de Alzheimer, enfermedad inflamatoria intestinal, alergias, obesidad, cáncer, diabetes, asma y muchas otras. Como se puede ver por la diversidad de enfermedades, la inflamación crónica está siendo identificada con más frecuencia como una condición común entre muchas enfermedades que aparentan ser diversas y no tener nada en común, pero la inflamación crónica es el mismo desencadenador subyacente para muchas de esas enfermedades.

Cien años atrás, altas dosis de medicamentos basados en aspirina se utilizaron para reducir los niveles de glucosa en diabéticos, lo que hizo surgir una probable asociación entre inflamación y diabetes.

Recientemente se demostró, que esta asociación entre inflamación y diabetes era en realidad un componente inmunológico de resistencia a la insulina, en personas con diabetes tipo 2, o diabéticos no dependientes a la insulina. (Vol 116, Issue 7, July 3, 2006 J Clin Invest. 2006;116(7):1793–1801).

Un estudio de la clínica Mayo (marzo de 2011), presentado en la reunión anual de la Academia Americana de la Alergia, Asma e Inmunológica en San Francisco, examinó registros médicos de a finales de los años 60 y encontró mayores tasas de diabetes y enfermedades del corazón entre los asmáticos, así como una asociación positiva similar con la artritis reumatoide y la enfermedad inflamatoria intestinal. Muchos expertos se sorprendieron con esta conclusión debido a los perfiles inmunológicos tan variados y diferentes, asociados con estos diversos grupos de enfermedades. Pero esto sirve para detallar otro ejemplo de las relaciones inflamatorias que se comparten entre enfermedades y condiciones médicas, que aparentan ser completamente diferentes.

Sabemos que existen inflamaciones persistentes de bajo grado, porque podemos medir y cuantificar los niveles de marcadores bio—inflamatorios en sangre en individuos, incluso en personas con ausencia de síntomas típicos de inflamación.

Marcadores bioquímicos elevados en condiciones de inflamación incluyen, interleucina 6, proteína C reactiva (hs-PCR), el fibrinógeno, factor de necrosis tumoral alfa, citosinas, el nivel de sedimentación de eritrocitos, IL-1, IL-6, los niveles circulantes de adiponectinas y otros componentes y subproductos de las respuestas inflamatorias. Muchos de estos se encuentran también en inflamaciones agudas, sin embargo vuelven a la normalidad una vez que se resuelve el proceso agudo. (Recuerde que una respuesta inflamatoria aguda es de corta duración y se "apaga" apropiadamente, mientras que la inflamación crónica es persistente).

Del mismo modo que la inflamación crónica puede causar y llevar a la estimulación del sistema inmunológico, muchos trastornos del sistema inmunológico pueden producir niveles anormales de inflamación.

La inflamación y los procesos inflamatorios del cuerpo son procesos comunes y normales que todos hemos tenido en un momento u otro, y es por eso que unos de los medicamentos que con más frecuencia se venden en el país, son precisamente, medicamentos antiinflamatorios. Estos incluyen productos basados en aspirinas y los medicamentos antiinflamatorios sin esteroides (NSAID's). Estos últimos, (NSAIDS) incluyen; celecoxib(Celebrex®), diclofenaco sodium(Voltaren®), difiunisal(Dolobid®), ibuprofeno (Advil ®, Motrin ®), indometacina, meloxicam(Mobic®), naproxeno(Aleve®), rofecoxib(Vioxx®) y muchos otros de este tipo.

Condiciones inflamatorias que tienden a ser más duraderas, crónicas o que resulten, o que estén asociadas con procesos inmunológicos, a menudo requieren de medicamentos antiinflamatorios más fuertes, como son los esteroides e incluso medicamentos inmunosupresores, que funcionan bloqueando a varios de los mediadores químicos activados por el sistema inmunológico. Cuando la inflamación afecta a una articulación, si es suficientemente grave como para causar destrucción en la misma, la cirugía de reemplazo de la articulación puede ser la única opción disponible.

Ahora es aceptado ampliamente, que la inflamación crónica y no la acumulación de colesterol, es la causa principal en la formación del proceso de aterosclerosis, que resulta en la insuficiencia coronaria y un sinnúmero de otros trastornos cardiovasculares comunes. La inflamación como la causa de la aterosclerosis está lejos de ser un concepto nuevo, ya que fue descrita por Rudolf Virchow hace más de 150 años en su libro "Patología Celular Como Base a Procesos Fisiológicos y Antecedentes Patológicos".

Es debido a este proceso inflamatorio en las arterias coronarias, por lo que los médicos generalmente recomendamos una aspirina al día para la mayoría de los individuos en situación de riesgo de enfermedades del corazón. La aspirina actúa para evitar que las plaquetas (partes del sistema de coagulación previamente mencionado) se peguen entre ellas, produciendo y formando coágulos en los tejidos inflamados. Es la misma razón por la que la aspirina y otros medicamentos anti plaquetarios son también rutinariamente recetados a pacientes que han tenido un stent (muellecito) colocado dentro de la arteria coronaria, para mantener un mejor flujo sanguíneo y poder mantener abierta la arteria coronaria.

Un indicador frecuentemente chequeado en la Cardiología son los niveles sanguíneos de la proteína C—reactiva o hs-CRP. Esta sustancia de la sangre se encuentra en varios procesos inflamatorios, incluyendo la insuficiencia coronaria, y es utilizada para medir diferentes niveles o intensidades de la inflamación asociados con la enfermedad de la arteria coronaria.

La proteína C-reactiva (CRP) se produce en el hígado en respuesta a cualquier proceso inflamatorio, por lo que no es específico de trastornos cardiovasculares, o enfermedades coronarias. Personas con artritis, enfermedad del tejido conectivo y otras condiciones que se asocian con altos niveles de inflamación, también tienen elevados los niveles de CRP.

Pero en estudios realizados en personas con factores de riesgo cardíacos, se ha mostrado un mayor riesgo de presentar trastornos cardiovasculares y neurológicos, incluyendo accidentes cerebrovasculares, en personas que también tienen elevados los niveles de este bio-indicador.

Uno de los primeros estudios en establecer un vínculo entre la inflamación y enfermedades cardiovasculares fue publicado en 1997 y encontró que mediciones iniciales de CRP fueron capaces de predecir el futuro riesgo de un infarto cardiaco y accidentes cerebrovasculares en hombres aparentemente sanos, entre 40 y 84 años de edad. Este estudio también describe una reducción en la tasa del primer ataque al corazón, con el uso regular de aspirina, un hallazgo que está directamente relacionado con la medición de los niveles de CRP.

(N Engl J Med 1997; 336:973-979 April 3 1997).

La literatura médica está llena de estudios e investigaciones, la mayoría de los cuales recomienda medir los niveles de CRP en todos los pacientes con factores de riesgo de enfermedad coronaria, especialmente aquellos sin síntomas, para poder evaluar los niveles de inflamación y tener una mejor idea para guiar el tratamiento individual

Un concepto interesante propuesto por algunos investigadores es que el colesterol, en realidad, puede no ser la causa de la arterosclerosis y enfermedades coronarias, sino ser una respuesta a los diferentes grados y niveles de inflamación que todos estos procesos comparten en común.

Ellos postulan que el colesterol en realidad está respondiendo a zonas del endotelio dañado (capa de células que recubren las paredes de las arterias), para proteger, como una barrera defensiva, en respuesta a los diferentes niveles de inflamación presente, tratando de limitar y controlar el proceso inflamatorio.

Así es que, personas que presentan los niveles de colesterol elevados, en realidad puede ser indicación de diferentes grados o niveles de inflamación. En vez de ver y asociar los niveles elevados de colesterol como causa de la aterosclerosis y enfermedades coronarias, puede que el nivel de colesterol elevado sea una respuesta importante y beneficiosa, a la verdadera causa de la aterosclerosis, que es la inflamación. Interesante concepto, verdad?.

La inflamación a nivel celular, especialmente la que está presente en el revestimiento del tejido de la pared arterial (endotelio), es una razón importante por la qué recomendamos los medicamentos reductores de colesterol, como las estatinas. Dentro de las estatinas se encuentran los medicamentos más ampliamente recetados en los Estados Unidos para el tratamiento del colesterol alto. Se venden bajo nombres diversos como simvastatina (Zocor ®), atorvastatina (Lipitor ®), rosuvastatin (Crestor ®), pravastatina (Pravachol ®) y muchos otros, todos perteneciendo a esta clase de estatinas, reductoras del colesterol.

Siempre recomiendo cambios en la dieta y en el estilo de vida, como un primer paso en el tratamiento de lípidos elevados a la mayoría de mis pacientes, pero las estatinas juegan un papel importante en el tratamiento de algunos pacientes.

Mientras que la reducción de niveles de los distintos lípidos (grasas) que componen el colesterol, es la indicación principal de las estatinas, estos medicamentos también trabajan en reducir los niveles de inflamación de la pared arterial. A este efecto, de reducir la inflamación se le ha asignado su propio término, conocido como efecto pleomórfico.

Se cree que es este efecto pleomórfico, reduciendo los niveles de inflamación del revestimiento endotelial, y la posterior estabilización de las membranas celulares, y no una reducción directa de los niveles de colesterol, es el que es responsable de producir el mayor efecto positivo de las estatinas.

Las estatinas son actualmente recomendadas y prescritas para individuos con antecedentes de enfermedades cardíacas, infartos, apoplejías o antecedentes familiares de enfermedades cardíacas, incluso si sus niveles de colesterol están en el rango normal. Sus efectos son tan importantes, que están incluidas como uno de los medicamentos de rutina que se dan a los individuos al darles de alta del hospital, después de un evento cardíaco como un infarto o síndrome coronario agudo.

Alzheimer y otras formas de disminución del funcionamiento neurológico cognitivo tienen varios posibles factores que incluyen factores hereditarios y genéticos, así como factores ambientales tales como la diabetes, el ejercicio y los niveles de actividad física, el fumar, la dieta, la nutrición y otros, que son modificables.

Sin embargo, se cree que la enfermedad de Alzheimer empieza como un proceso inflamatorio. Un estudio publicado en el 2008 en la revista Neurology, reveló una reducción del 24% en el riesgo de Alzheimer en pacientes que habían estado tomando el medicamento antiinflamatorio no esteroide (NSAID), ibuprofeno, por un período mayor de 5 años. (Neurology, May 6, 2008 70:1672-1677).

Las placas amiloideas, típicas y características de esta enfermedad, comienzan años antes que aparezcan los síntomas y se piensa que pueden desarrollarse como respuesta a una inflamación subyacente, parecido a como se cree que influye el colesterol en el proceso aterosclerótico.

Otro hallazgo común en la enfermedad de Alzheimer son los llamados enredos neurofibrilares, que consisten en depósitos de un tipo de proteínas que se desarrollan dentro de las neuronas. Aunque el desencadenador exacto para el desarrollo de Alzheimer es desconocido, la inflamación y la formación de radicales libres juegan un papel fundamental en esta patología. (Farlow, Martin R. CONTINUUM: Lifelong Learning in Neurology Neurol 2007;13(2):39-68).

El cáncer de próstata también ha mostrado una modesta asociación inversa entre el uso crónico de fármacos antiinflamatorios no esteroides y el desarrollo de cáncer de próstata, en varios estudios. (Platz EA, et, al. Nonsteroidal anti-inflammatory drugs and risk of prostate cancer, Baltimore Longitudinal Study of Aging. Am Asso for Cancer Research, cosponsored by the Am Soc of Preventive Oncology 14(2):390-6 Feb, 2005).

Asimismo, el desarrollo de algunos cánceres rectales también se ha asociado a la inflamación crónica del tracto digestivo, ya que investigaciones han demostrado que el uso regular de medicamentos antiinflamatorios no esteroides (NSAID) disminuye el riesgo de adenomas colorrectales. (Hermann S, Rohrmann S, Linseisen J. Lifestyle factors, obesity and the risk of colorectal adenomas in EPIC-Heidelberg. Cancer causes & control: CCC 20(8):1397-408 Oct, 2009).

Estos ejemplos se mencionan para destacar la asociación de procesos inflamatorios subyacentes, con enfermedades aparentemente no relacionadas con ellos y no son un respaldo a la utilización prolongada de un medicamento, especialmente uno del tipo NSAID, que producen muchos efectos secundarios y que son potencialmente tóxicos.

El Envejecimiento

¿Cuándo se trata del envejecimiento, es la inflamación crónica también la causa del envejecimiento o es una respuesta del proceso de envejecimiento?

Hay muchas teorías y muchas alegaciones, pero aún, ninguna prueba concluyente y definitiva de un mecanismo aceptado, para la producción del proceso de envejecimiento.

Hasta el 2011, la mayoría de los documentos y estudios apuntan a que el envejecimiento es el resultado de múltiples factores, siendo uno, la inflamación, pero no la única causa.

De acuerdo a un trabajo hecho en la Universidad del Sur de California (USC), por el neurobiólogo Caleb Finch, la longevidad estaba directamente relacionada con la exposición a las enfermedades en la infancia. Los niños nacidos en momentos de alta carga infecciosa, resultaban tener una mayor carga inflamatoria en la edad adulta y una vida más corta. Nuevamente, inflamación a temprana edad, resultaba en inflamación más tarde en la vida e impactaba la edad de la persona, según este estudio. (http://cmbi.bjmu.edu.cn/news/0512/117.htm).

Otros han relacionados el envejecimiento con la inflamación, basándose en la conclusión que muchas condiciones que tradicionalmente se han asociado con el envejecimiento, tales como el Alzheimer, osteoporosis, artrosis, diabetes, enfermedades de consunción muscular y obesidad, comparten también la inflamación como causa.

Otros postulan que el envejecimiento es una etapa final después de una acumulación, a largo plazo, de daños causados por episodios repetidos de inflamación aguda o resultado de un cambio gradual de un camino de inmunidad celular, a uno que favorece la inmunidad humoral, como lo demuestra la reducción en la función de células T. (National Institute on Aging, taller de inflamación, mediadores inflamatorios y envejecimiento. NIA, Sept, 1-2, 2004).

Daño celular por radicales libres de oxígeno que resultan del grupo de especies reactivas del oxígeno de los compuestos utilizados en procesos inflamatorios, es una fuerza impulsora primaria para el envejecimiento. Estos compuestos libres de oxigeno también aumentan la activación de factores de transcripción de reducción-oxidación (redox) regulada, los cuales regulan la función de moléculas pro inflamatorias, visto en animales y personas viejas, a diferencia de sus contrapartes más jóvenes. De ahí, es que viene el aumento del uso de vitaminas y productos antioxidantes, así como la recomendación de consumir productos naturales y dietas altas en sustancias y minerales antioxidantes naturales como las que se encuentran en frutas y vegetales.

Hay una enzima producida por los tejidos del cuerpo conocida como fosforilasa polinucleótido humana (hPNPaseantiguo-35), que ha demostrado ser activada o amplificada durante la división celular, que puede representar un vínculo molecular entre el envejecimiento y la correspondiente inflamación asociada con la edad. Esta sustancia también promueve la producción de especies reactivas del oxígeno e inicia la producción de citoquinas pro inflamatoria, como IL-6 y IL-8. (Mecanismos moleculares de inflamación asociada al envejecimiento. Cancer Letters, Vol. 236, número 1, págs. 13-23 (8 De mayo de 2006).

Basado en los múltiples artículos publicados que revisé, parece que hay una preponderancia de evidencias que apoyan el papel de la inflamación como causa del envejecimiento. Sin embargo, estamos lejos de identificarla como la única causa.

Otra razón para la asociación de la inflamación crónica con el desarrollo de enfermedades crónicas y trastornos cardiovasculares, específicamente, es la relación que tienen algunas enfermedades con agentes infecciosos.

Muchos ya saben y están conscientes de que la mayoría de las úlceras gástricas, o úlceras pépticas son causadas no por demasiado ácido del estómago, como tradicionalmente se había enseñado en las escuelas de medicina, sino por una infección causada por una bacteria conocida como Helicobacter pylori. El tratamiento actual para las úlceras consta de un protocolo de medicamentos múltiples que incluye un antibiótico.

Asimismo, una infección con la bacteria Chlamydia pneumoniae, se sabe que es la causa en la formación de placas arteriales en las arterias coronarias que se forman durante el proceso de aterosclerosis o "endurecimiento de las arterias".

Estos son dos ejemplos más, de cómo una inflamación crónica, en estos casos producto de un agente infeccioso, puede conducir a una amplia gama de síntomas y enfermedades.

Además de estos dos agentes infecciosos bacterianos, el citomegalovirus y virus del herpes simplex, pueden ser también causas de infección crónica. Todas, produciendo condiciones de inflamación, que pueden detectarse por niveles de hs-CRP elevados.

A lo largo de la historia de nuestra evolución, las enfermedades infecciosas han sido nuestra mayor amenaza y causa de la mayoría de las muertes y debilitamiento. La mayoría de las enfermedades y muertes frecuentes que ocurrieron a principios del siglo XX fueron causadas por infecciones comunes, que son hoy fácilmente tratadas con antibióticos.

Tal vez podría ser debido a esta exposición a material infeccioso en nuestro linaje ancestral, a lo largo de la historia y a través de generaciones, lo que ha causado a la biología de nuestro sistema inmunológico el ser muy activa y sensible en algunos individuos, lo que juega hoy un papel crucial en la inflamación.

Además de las causas mencionadas anteriormente de la inflamación crónica, existen otros factores como el hábito de fumar, estrés y el consumo de una dieta pro inflamatoria, alta en Omega 6, como la que hemos estado consumiendo durante décadas, que también contribuyen a la inflamación.

Obesidad

La obesidad, y las enfermedades relacionada a la obesidad y el sobrepeso, son las causas más frecuente de los problemas de salud que enfrentan los habitantes de países desarrollados y en desarrollo, independientemente de el buen estado de salud que usted piense tener en comparación con el de otros a su alrededor.

La obesidad se define como un índice de masa corporal por encima de 30 y este índice se calcula tomando el peso de la persona y su altura. El índice de masa corporal no es una medida exacta del componente de grasa de la persona, pero ayuda a dar un estimado generalizado del nivel de grasa corporal que la persona tiene.

Según la encuesta de la salud y nutrición Nacional del 2007-2008, la obesidad afecta al 17% de todos los niños y adolescentes en los EEUU, tres veces más, que en la última generación. La proporción de los adultos norteamericanos que son considerados obesos, era de un 26.1% en el 2008. Personas de la raza negra, padecen de un nivel de 51% más alto de obesidad y los hispanos de un de 21% más alto, comparados a los de la raza blanca.

Cuarenta y ocho de los cincuenta estados, se encuentran con más del 20% de sus habitantes en la categoría de obesos, mientras que Washington DC y Colorado son los únicos dos estados con menos del 20% en la categoría de obesos! (CDC fact sheet,: http://www.cdc.gov/obesity/data/trends.html).

La obesidad es producto de múltiples factores que pueden ser agrupados en factores heredados o adquiridos. Sin duda, las causas más comunes de la obesidad se deben a factores adquiridos y estos a su vez, se deben a influencias ambientales, específicamente al consumo de más calorías que las que utilizamos y quemamos.

Muchas de las comidas comprendidas en los tipos de comidas rápidas, baratas, de franquicia, contienen grandes cantidades de azúcares y grasas saturadas que son altas en calorías.

Añádale a esto, los tamaños de las porciones que siguen en aumento y que se han duplicado desde la década de los '70's, y podemos comenzar a entender cómo es que nuestra ingesta de calorías ha aumentado.

En el 2000, los norteamericanos consumieron, en average, unas 57 libras (26kg) más de carnes anualmente, que las que se consumía en los 1950's. El consumo de grasas también aumento, en average, en un 2/3 entre la década de 1950 a 1959 comparado al 2000. (USDA's Economic Research Service).

El consumo individual de edulcorantes derivados de caña y remolacha así como derivados del maíz, aumento en un increíble 39% entre los 1950's y el 2000. Para el 2000, cada norteamericano consumía en average, 152 lbs (71kg) de edulcorantes al año. (USDA's Economic Research Service).

Estas son solo dos, de las múltiples estadísticas que nos permiten entender la razón por la que nos hemos convertido en una nación de sobrepasados de peso y gordos.

Obesidad y Cáncer

Aunque la mayoría de nosotros reconocemos que la obesidad puede producir diabetes y enfermedades cardiovasculares, muchos no reconocen la asociación que existe entre la obesidad, y diferentes tipos de cáncer.

El instituto Americano de la investigación del cáncer, reportó evidencia que indica que mientras mayor la cantidad de grasa corporal, mayor fue el número de los casos de cáncer colorrectal, del esófago, del endometrio, páncreas, riñón y del seno. (WCRF/AICR. Food, Nutrition, Physical Activity and the Prevention of Cancer: a Global Perspective. World Cancer Research Fund/American Institute for Cancer Research. 2007).

Los posibles mecanismos por los cuales la obesidad puede contribuir al desarrollo de cáncer incluyen: un aumento en los niveles de hormonas circulantes, que puede aumentar el riesgo de los canceres derivado de hormonas, una disminución de la actividad física, que como consecuencia puede resultar en exposiciones prolongadas a toxinas y a niveles de inflamación crónicas. (Visscher TL, Seidell JC. The public health impact of obesity. Annual review of public health 22355-75 2001).

Obesogenos, causa recién identificada de la obesidad.

Otro concepto relativamente nuevo que está ganando aceptación como contribuyente a la epidemia de obesidad, especialmente en los jóvenes, es el concepto de obesogenos.

Por definición, los obesogenos, son compuestos y sustancias químicas externas que se cree interfieren con el metabolismo de los lípidos, resultando en la producción de la obesidad.

En 2002, una investigadora médica llamada Dra. Paula Baille-Hamilton publicó en una revista médica su observación de que en los últimos 40 años, han aumentado los niveles de obesidad en paralelo con el aumento en el uso de plaguicidas y productos químicos utilizados en la industria de fabricación de plásticos. Fue uno de los primeros investigadores científicos en identificar la posible asociación entre la exposición a las toxinas ambientales y la obesidad.

Otros estudios postularon la relación entre la exposición a toxinas ambientales de la madre, con efectos sobre el desarrollo del feto dentro del útero materno. Exposición, que podría resultar en que el recién nacido tuviera una mayor predisposición de convertirse en obeso durante los primeros meses de vida.

Durante mucho tiempo se estableció que la ingestión de ciertas sustancias o medicamentos por la madre, podrían afectar el desarrollo y ser causa de enfermedad en el feto. Este fue el caso con el medicamento anti-náuseas, Thalidomide, que ingirieron embarazadas en los años finales de la década del 50, que dio lugar a defectos congénitos en los recién nacidos. Por lo que la idea de que la exposición a algunas sustancias tóxicas o químicas por la madre durante el embarazo, podría producir o asociarse con cambios en la descendencia, ya estaba bien establecida.

Un estudio publicada en el 2006 por la escuela de Harvard School of Public Health, encontró un incremento del 74% en niños con sobrepeso menores de 6 meses de edad, en comparación con los niveles durante un período de 20 años a partir de 1980.

(Juhee Kim et.al "Trends in Overweight from 1980 through 2001 among Preschool-Aged Children Enrolled in a Health Maintenance Organization* Obesity (2006) 14, 1107–1112).

El hallazgo, de niños con sobrepeso y obesos de menos de 6 meses de edad fue bastante inesperado, ya que es imposible que una dieta de tipo comida rápida, alta en grasas y contenido calórico, con un sobreconsumo de calorías pudiera desempeñar un papel en el aumento de peso de estos recién nacidos. Comenzó la búsqueda de otros factores de la ganancia de peso, no tradicionales, que podrían producir estos niveles de obesidad en niños, lo que finalmente conduciría a la posibilidad de que productos químicos ambientales o toxinas fueran la causa, y a estas sustancias se les denominó, colectivamente, obesogenos.

Investigaciones han demostrado que hay obesogenos en muchos de los alimentos que consumimos, que producen un efecto hormonal que puede actuar sobre los genes durante el desarrollo del feto y en el recién nacido, transformando las células precursoras en células grasas, que permanecerán con usted para toda la vida.

Además de producir más células grasas, estos obesogenos causan una reducción en el ritmo metabólico, haciendo que el cuerpo queme menos calorías y las queme con más dificultad. Según el Instituto Nacional de Ciencias de Salud Ambiental, "estar expuestos a sustancias químicas ambientales en un tiempo determinado y crítico durante el desarrollo, podría estar contribuyendo a la epidemia de obesidad, especialmente en las personas de menos de 50 años de edad". Esto puede explicar por qué algunas personas pueden comer menos alimentos y ejercitarse regularmente y pueden aún ser más pesados y más gordos que algunos de sus amigos que parecen estar comiendo lo que quieren y siempre se las arreglan para mantenerse delgados.

Algunos de estos obesogenos incluyen pesticidas, que actúan sobre el sistema endocrino, actuando como un alterador, similar a las sustancias mencionadas en el 2002 por Dr. Baille-Hamilton.

Los científicos han encontrado en experimentos, que un compuesto utilizado en la fabricación de plásticos, incluyendo biberones para bebés, conocidos como bisophenol A, produce cambios en las células llamadas pre-fibroblasts.

Estas células madres precursoras, son células no comprometidas, que pueden tomar varios caminos diferentes de desarrollo cuando son estimuladas, la mayoría de ellas se convierten en tejido conectivo normal, como la piel. Estas mismas células, sin embargo, cuando se exponen al Bisophenol A, podrían convertirse en nuevos adipocitos o células grasas y así las células grasas ya existentes, crecerían en tamaño y número.

Otro compuesto químico que ha demostrado contribuir a la epidemia de obesidad y sobrepeso es la tributiltina (TBT), un desinfectante y fungicida utilizado en sistemas de agua industriales, incluyendo enfriamiento y refrigeración. Estudios realizados en ratas embarazadas, expuestas a tributiltina, resultaron en descendencia con más células grasas, las cuales aumentaban al tiempo que alcanzaban la madurez.

Se identificó que la droga activa un receptor llamado receptor activado por proliferador de peroxisoma o PPAR gamma, que actúa como un alterador endocrino. Como el Bisophenol A, el tributilestaño, bajo ciertas condiciones y estímulos, permite a las células el convertirse en fibroblastos y tejido conectivo, mientras que bajo otros estímulos, puede causar que las células precursoras desarrollen en células de grasa. La activación del PPAR gamma por los medicamentos de diabetes, Avandia™ y Actos ™ es el mecanismo por el que estas drogas pueden producir un aumento de peso como efecto secundario. Además de esos dos compuestos se han encontrado otras sustancias químicas que pueden causar una desregulación endocrina. Estos incluyen los ftalatos utilizados para hacer rollos de envoltorios plásticos de alimentos y los compuestos de perfluoroalkil, una sustancia presente en los compuestos químicos utilizados y aplicados a la superficie de los utensilios de cocina para evitar que los alimentos se peguen a ellos.

En un papel científico español del 2005, los científicos demostraron que lo más que es expuesto un feto en desarrollo a pesticidas, mayor será el riesgo de convertirse en niños con sobrepeso.

En 2008, científicos de Bélgica, informaron que los fetos expuestos a altos niveles de pesticidas como el DDT antes del nacimiento, tendrían más exceso de peso que los fetos expuestos a niveles más bajos.

Y una vez más, la cantidad de células de grasa que se forman durante el desarrollo intrauterino, permanecerán con el individuo para el resto de su vida. Investigaciones recientes también han concluido que la estimulación de obesogenos puede reprogramar todo el sistema metabólico, predisponiendo a esa persona a tener sobrepeso u obesidad.

Otra consecuencia del aumento del número de adipocitos es que, además de ser un almacén de grasa, estas células también funcionan en la regulación del apetito. Producen hormonas que estimulan al cerebro para hacernos sentir hambre. Mientras más células de grasa tenemos, más hambriento nos sentimos y más comemos.

Todos estos estudios sugieren un posible vínculo entre la exposición a las toxinas ambientales y productos químicos durante el desarrollo intrauterino, con la obesidad.

Una persona que siempre ha sido delgada, o de peso normal la mayor parte de su vida, que comienza a subir de peso con la edad, no es a causa de obseogenos, sino a causa de una mala selección dietética.

Para reducir la exposición a obesogenos, se debe limitar el uso de envases plásticos que pueden soltar diminutos rastros de estas sustancias químicas, especialmente cuando se calientan en microondas. En lugar de utilizar estos, mantener la comida en platos de papel, papel de aluminio o cera o platos de cristal. Si desea utilizar recipientes de plástico, antes de comprar estos contenedores, debe revisar los envases o etiquetas que deben indicar si el producto está libre de sustancias potencialmente tóxicas, como los ftalatos. Algunos de los nuevos materiales plásticos se hacen sin estos productos químicos y muchos de los contenedores plásticos dirán "libre de BPA" (bisphenol A). Recuerde que se hacen muchos envases plásticos desechables como los utilizados para el almacenamiento de agua, aceite, vinagre y otros líquidos comestibles y son hechos con derivados de estos productos químicos. En un estudio publicado recientemente, los investigadores encontraron que la mayoría de los productos plásticos probados, incluso algunos que pretenden ser libre de BPA, libera este obegeno, interruptor endocrino. De 455 productos plásticos examinados, 70% tenían actividad estrógena positiva. (Yang CZ, Yaniger SI, Jordan VC, Klein DJ, Bittner GD 2011. Most Plastic Products Release Estrogenic Chemicals: A Potential Health Problem That Can Be Solved. Environ Health Perspect. 03.02.11).

La exposición prenatal a plaguicidas, ahora se ha demostrado, estar asociada con un bajo coeficiente de inteligencia (IQ).

Recientemente se ha demostrado que los fosfatos orgánicos (utilizados en los plaguicidas) reducen el IQ en niños que consumen alimentos que contienen rastros de plaguicidas. Una investigación realizada por la escuela de salud pública de Berkeley encontró que la exposición prenatal a plaguicidas organofosforados, que son utilizados en cultivos, estaba asociada a puntuaciones más bajas de inteligencia a los 7 años. Este estudio se publicará pronto en la revista científica, "Perspectivas de salud ambiental". Además, dos estudios adicionales efectuados en el Mount Sinai Medical Center y el Columbia Medical Center, encontraron asociaciones similares entre la exposición materna prenatal a plaguicidas y afecciones en descendencia, similar a las de los principales obesogenos.

Cómo las grasas provocan inflamación

El tejido graso de nuestro cuerpo, también conocido como el tejido adiposo, actúa como un órgano funcional, que puede sintetizar más de 100 sustancias químicas que ayuda a modular los sistemas y las funciones del cuerpo, y segrega hormonas que ayudan a regular el sistema inmunológico. Estos productos químicos incluyen sustancias pro-inflamatorias llamadas citocinas que tienen múltiples efectos, siendo uno de los principales la regulación de la inflamación. (Un buen artículo sobre cómo la adiposidad provoca la producción de citocinas puede encontrarse en la revista, Nature Medicine-volumen 12, 1359-1361), 2006.

Además de las citoquinas, otras hormonas también se producen de los tejidos grasosos, y las mismas desempeñan un papel crucial en nuestro metabolismo. No fue hasta 1995 con el descubrimiento de una de estas hormonas producida por el tejido graso, la leptina, que el tejido graso fue reconocido como un órgano endocrino.

Las hormonas producidas por el tejido graso incluyen, leptina, resistina y adinopectina. Actualmente estas tres hormonas están en estudio e investigación, ya que ellas pudieran ser causas modificables que conducen a la obesidad. La insulina y la leptina son las dos sustancias que han sido identificadas que funcionan como señales de adiposidad o como reguladores de la grasa.

La leptina circula en proporción al contenido de grasa del cuerpo y tiene un papel importante en ayudar a reducir y controlar nuestro apetito. A más grasa corporal, mayor el nivel circulante de leptina. La leptina ayuda a controlar la ingestión de alimentos, actuando sobre los receptores del hipotálamo del cerebro, como señal que indica el grado de adiposidad en el cuerpo, en un ciclo del tipo feedback o retroalimentación.

En personas obesas, los niveles de leptina son elevados y se mantienen en estados elevados, lo que puede traer como resultado una resistencia a la leptina, parecido a la resistencia a la insulina, presente en individuos con síndrome metabólico y diabetes tipo 2. (N Engl J Med 334 (5): 292–295).

La leptina ayuda al crecimiento de los vasos sanguíneos, incrementando los niveles del factor de crecimiento endotelial vascular y modula la respuesta inmunológica al proceso de aterosclerosis, lo que puede ser otro posible factor en el aumento de la tasa de ateroesclerosis en pacientes obesos. (Arterioscler Thromb Vasc Biol. 27 (12): 2691–8).

El resistina , fue descubierto en el 2001 y se asocia con la resistencia a la insulina, que es cómo obtuvo su nombre. Mayores niveles de resistina se aprecian en personas obesas. (J. Clin. Endocrinol. Metab. 88 (11): 5452–5).

El resistina se ha relacionado con la inflamación y con diversos procesos inflamatorios. (Obes. Res. 12 (6): 962–71),(EMBO J. 19 (15): 4046–55),(Transplant. Proc. 38 (10): 3434–6).

Recordar otra vez que las inflamaciones crónicas, persistentes, de bajo nivel, son las que queremos limitar y reducir por medio de una nutrición, dieta y estilo de vida saludable.

Ahora se cree que el resistina juega un papel en la asociación entre la obesidad, la resistencia a la insulina y la inflamación crónica.

Los niveles circulantes de resistina disminuyen con el uso del medicamento rosiglitazona (Avandia ®) y aumentan en presencia de la obesidad, ya sea genética o producida por la dieta.

Es la grasa alrededor nuestro vientre o área abdominal, llamada adiposidad central, la que contiene la mayor concentración de resistina y son las células grasas localizadas ahí, las que están más relacionadas con la resistencia a la insulina y diabetes tipo 2. (J. Clin. Endocrinol. Metab. 88 (12): 6098–106), (Nature 409 (6818): 307–12).

La adiponectina es una hormona que regula el metabolismo de la glucosa y de los de ácidos grasos en el organismo.

Al igual que las otras hormonas derivadas del tejido adiposo, la adiponectina desempeña un papel importante en la respuesta a la insulina. También tiene efectos antiinflamatorios en el endotelio y cumple una función protectora.

Los niveles de adiponectina son inversamente proporcionales con los del tejido adiposo y la grasa del cuerpo, lo que significa que a más bajos los niveles de adiponectina, más obeso el individuo.

Niveles altos de adiponectina (como se ve en individuos más delgados), están asociados a un menor riesgo cardiovascular.

La adiponectina juega un papel en la obesidad y en el desarrollo de la aterosclerosis, (Eur. J. Endocrinol. 148 (3): 293–300), la diabetes tipo 2, (J. Mol. Med. 80 (11): 696–702), y en el síndrome metabólico.

Todas estas hormonas derivadas del tejido adiposo, trabajan en conjunto, como un sistema de equilibrio, control y compensación, para tratar de mantener la grasa bajo control.

Individuos más gordos tienen un mayor nivel circulante de leptina, para tratar de controlar y reprimir el hambre, resultando en la reducción, en sentido general, del nivel de grasa, pero como muchas personas con sobrepeso presentan un estado inherente de inflamación crónica de bajo nivel, la resistencia a la leptina es algo común, lo que causa obesidad. Además, recuerde que el tejido adiposo es una rica fuente de citoquinas que son sustancias pro-inflamatorias que promueven la inflamación. Es esta una de las razones por la que la obesidad con frecuencia, causa inflamación continua y un ciclo de enfermedad crónica.

El estado de la salud en nuestro país y algunas estadísticas de la salud

El cuidado de la salud ha sido, es y será siempre, un tema importante y que nos afecta a todos en este momento, este usted consiente de esto o no. No importa qué edad usted tenga o su estado de salud actual. Ya sea un adolescente friendo hamburguesas a tiempo parcial en un establecimiento de comida rápida o un trabajador asalariado de 9-5, todos se ven afectados y tienen una participación, en los costos del cuidado de la salud, en nuestro país.

El cuidado de la salud es el único factor que nos concierne a todos y que nos afectara a todos en algún momento de nuestras vidas. Es el problema que nos unirá o que nos traerá grandes problemas socio-económicos.

En referencia al estado del cuidado de la salud en los EEUU al comienzo del siglo 21, considere que es como estar todas las personas del país, en un barco cargado y atascado. Cuando el barco se hunde, todos colectivamente nos hundiremos con él. Nadie se salva. Ni los botes salvavidas nos podrán salvar del evento catastrófico que puede ocurrir, si continuamos navegando por el rumbo en que vamos.

Por eso es necesario entender la importancia del continuo crecimiento en los costos del cuidado de la salud. Aumento de los costos que sigue creciendo (aunque a un paso más lento) y tomando una porción más grande de nuestra economía nacional y que es el resultado de múltiples causas.

Estos incluyen: nuevas y más costosas tecnologías y medicamentos, que han dado como resultado que personas con enfermedades crónicas puedan vivir tiempos más prolongados, la prolongación de la vida (que en muchas situaciones, es más bien la prolongación de la muerte), y la curación de condiciones y enfermedades médicas, que hasta solo poco años atrás, no tenían cura.

Añádale a esto, la conducta de algunos médicos, de hacer más procedimientos con el propósito de poder hacer más dinero, así como la expectativa errónea de los pacientes, muchos de los cuales piensan que tienen el derecho a todo lo que la tecnología médica tiene que ofrecer, independientemente de la necesidad real y del precio.

Ningún paciente o miembro de la familia de un paciente con Medicare, durante mis 16 años de práctica, me ha preguntado ni una sola vez cuánto cuesta una prueba o un procedimiento. Esto se puede ver especialmente en pacientes muy viejos, o en pacientes que presentan múltiples condiciones o padecimientos médicos, y que se encuentran en estado crítico, con poca y hasta ninguna posibilidad de supervivencia.

Sin embargo, los familiares insisten en continuar con una atención médica inútil y costosa. Como no son los responsables de pagar la cuenta médica, por qué les importaría?. El envejecimiento de la población es otra razón de los aumentos de los gastos en el sector del cuidado de la salud.

La población de nuestros países se vuelve más vieja cada nuevo año, y muchos de los que alcanzan edades avanzadas sufren de enfermedades crónicas como resultado de haber tenido un estilo de vida poco saludable, durante toda una vida.

Solamente en el año 2011, 7000 personas por día, cumplirán 65 años y serán elegibles para recibir los beneficios del Medicare, para un total de 2.5 millones de beneficiarios adicionales enrolados en el Medicare, este año.

(El programa del Medicare, es un programa Federal de "derecho" iniciado durante la administración del presidente Johnson en 1965 para ayudar a cubrir los costos médicos de las personas mayores de 65 años de edad. Posteriormente se efectuaron adiciones al programa, para incluir cobertura a pacientes con fallo renal a cualquier edad, así como algunas otras condiciones).

Por último, como causa del aumento de los costos del cuidado de la salud, está el hecho de que no tenemos ninguna política de salud coherente y no existe ningún deseo político o liderazgo cuando se trata de establecer una solución justa a esta crisis, lo que significa que tanto los demócratas como los republicanos seguirán dando de lado a este asunto importante hasta que nuestro país enfrente un colapso económico más grave y perjudicial aun, que todavía no hemos enfrentado, y que está por venir, si continuamos sin prestar atención al tema. Entonces habrá dolor a todos los niveles, y esto pudiera ocurrir más pronto de lo que uno se imagina.

En 1980, los gastos de Medicare fueron de $34 billones de dólares, o 6% del total del gasto federal (GFT) de ese año. En 1990, los gastos de Medicare fueron de $107 billones de dólares (9% GFT), en el 2000,—$216 billones (12% GFT), en el

2002,—$257 billones (13% GFT), en el 2004,—$300 billones (13% GFT), en el 2007,—$435 billones de dólares (16% GFT) y en 2008,—$600 billones (20% GFT).

En el 2006, comenzó el plan de medicamentos por receta, del Medicare, para ayudar con el costo de algunos medicamentos comunes, lo que añadió otros $49 billones de dólares a los gastos totales de Medicare, solamente en el año 2008.

Recuerde que estas cifras son los gastos de salud del Medicare solamente.

De los costos totales en el cuidado de la salud de la población de los Estados Unidos, el desglose de las diversas fuentes es el siguiente: 35% proviene de seguros privados, 34% del Gobierno Federal (en forma de Medicare), 13% proviene de los estados (en forma de Medicaid y otros), el 12% de pagos personales en efectivo y el resto, de otras fuentes. (U.S. Dept. of Health and Human Services, 2009a, "Personal Health Care).

Cuando usted suma todas estas fuentes que cubren y son responsables de pagar todos nuestros gastos médicos, el total final anual de gastos del cuidado de la salud es aún mayor.

Tome nota de nuevo que los gastos de Medicare solamente, en el 2002 fueron de $257 billones de dólares. Añádale a esta cantidad todas las demás cantidades pagadas por todas las otras fuentes responsables en pagar la factura del cuidado de la salud en nuestro país, y tendrá que el gasto total en el cuidado de la salud en 2002 fue de $ 2.1 trillones de dólares ($2,100,000,000,000)!

Vivimos en un mundo que se mueve a un ritmo acelerado y todo es más complicado.

Para muchas familias existe la necesidad de que los padres y adultos trabajen para obtener por lo menos dos ingresos monetarios en la casa. Conferencias, reuniones, retrasos, teléfonos celulares, conducir durante las horas del día, juegos de video, computadoras, el Internet. Salimos de nuestras casas antes de que el sol salga para evitar el tráfico y llegamos a casa después de que el sol se ha ocultado.

Añada a esto, las comidas envasadas, pre-cocinadas y las comidas del tipo franquicia (fast food), compuestas por alimentos refinados, de grasas saturadas y de tipo trans fat. Azúcares, refrescos, dulces, alimentos procesados con aditivos químicos y preservadores de alimentos, colorantes y saborizantes artificiales.

Tome todos los factores anteriores, agítelos bien, añada un estilo de vida sedentario y listo, . . . una nación de adultos estresados y enfermos, y más importante aún, una generación de niños y jóvenes obesos, de pobre salud, que hasta hace poco, tuvieron la triste distinción de ser la primera generación en varias décadas, en tener una esperanza de vida más corta que las generaciones anteriores. (A Potential Decline in Life Expectancy in the United States in the 21st Century," The New England Journal of Medicine 352, no. 11 (2005): 1138-45).

Adultos padeciendo de altos índices de obesidad, y de enfermedades relacionadas con la obesidad, y presentando condiciones relacionadas con inflamaciones crónicas, incluyendo muchas de las más comunes y más costosas para el país, como diabetes, enfermedades cardiovasculares, enfermedades pulmonares, demencia, depresión y cáncer. La obesidad ha sido constante y firmemente, asociada con casi todos los tipos de cánceres que también están en aumento, incluyendo el cáncer de mama y de próstata. (Calle EE,

Rodriguez et al Overweight, obesity and mortality form cancer. NEJM 2003; 348:1625-1638).

Esto es una visión fotográfica, de nuestra nación en el siglo 21, en cuanto al estado de la salud se refiere. Y no es una imagen agradable.

El país con el mayor gasto per cápita en costos del cuidado de la salud por cada año consecutivo desde 1980, con un promedio de $6102.00 por persona en el 2004. (www.cdc.gov).

A pesar de gastar más en nuestro cuidado de la salud, cuando comparamos nuestra tasa de mortalidad infantil con otros 30 países, nos encontramos en una poca deseada tercera posición del fondo, con 6.9 muertes por cada 1.000 nacidos vivos, siguiendo solamente a Méjico y Turquía que tienen las tasas más altas. (OECD Health Data, 10/2006. CRS Report for Congress US healthcare spending: comparison with other countries. Sept 17, 2007 CRS-54).

Cuando se trata de tazas en la esperanza de vida al nacer, de los primeros 50 países en el 2009, ocupábamos el lugar 48, con una esperanza de vida ligeramente superior que Guam y Albania. (CIA world fact book 01/2009).

Cuarenta y siete países tienen una mayor esperanza de vida que los estadounidenses, y esto todavía no refleja la disminución prevista en la esperanza de vida, ya mencionada, asociada a la generación actual de jóvenes.

Las estadísticas son aterradoras, pero están ahí, en blanco y negro. Actualmente en los Estados Unidos, el 65% de los adultos son considerados obesos y el 16% de los niños y adolescentes están obesos o con sobrepeso, y otro 15% están en riesgo de convertirse en obesos. (USA today 3/15/05).

Los niveles de obesidad infantil han aumentado en un asombroso 300%, en comparación con los de los años 70, y siguen subiendo.

Mientras nuestras vidas se han vuelto más ocupadas, y complicadas y el tiempo que dedicamos a la preparación de alimentos ha disminuido considerablemente o no existe prácticamente, estamos consumiendo más calorías que nunca antes.

Alimentos que contienen una gran variedad de productos químicos y sustancias que se consideran sanas para el consumo humano de forma individual, pero cuyos efectos sinergísticos, de superposición e interacción a largo plazo, con otros productos y sustancias quimicos, no ha sido bien establecida.

Además del aumento en el consumo de alimentos procesados, refinados y de alto contenido calórico, hemos estado consumiendo altas cantidades de azucares, alimentos fritos en grasas, especialmente grasas saturadas y trans fat, y alimentos que contienen una cantidad desproporcionadamente grande de ácidos grasos Omega 6, a expensas de la saludable Omega 3.

También estamos consumiendo raciones y porciones más grandes de alimentos. Durante las últimas 3 décadas, el tamaño de las porciones de alimentos, en muchos casos, se duplicó y con ello se duplicó, la cantidad de calorías que consumimos. Esto ha ocurrido gradualmente, muchos de nosotros ni siquiera hemos sido conscientes de ello, simplemente pensamos que grandes porciones de alimentos es algo bueno, sin darnos cuenta de los posibles riesgos a la salud asociados a este tipo de consumo, durante toda la vida. Grandes cantidades de alimentos de bajo costo, baratos, han distorsionado nuestro concepto de lo que una porción normal de alimentos debe ser.

Para su revisión, le invito a que chequee un sitio interactivo y comparativo de las porciones en el Internet, en la página web, del Instituto Nacional del Corazón, Pulmón y Sangre (NHLBI). (http://hp2010.nhlbihin.net/portion/index.htm).

Además de pasar nuestros días consumiendo alimentos de poco valor nutricional, hemos disminuido la cantidad de ejercicio y la actividad física que hacemos. Con la reducción de los presupuestos escolares, hay menos sistemas escolares hoy día que ofrecen educación física y para muchas familias trabajadoras, es más seguro que sus niños regresen y permanezcan en sus casas después de la escuela, donde se mantienen sedentarios frente a la computadora o el televisor.

En los adultos la situación es peor ya que se mantienen inmersos en sus trabajos, planificaciones diarias y otras responsabilidades y le dan al ejercicio y al cuidado de sí mismos una prioridad baja.

En los últimos años, he visto un aumento en el número de pacientes con sillas de ruedas eléctricas y motorizadas. Incluso en el supermercado local, hay personas que entran caminando, pero les resulta más conveniente y más fácil saltar a uno de estos carritos electrónicos y manejar alrededor de la tienda, en lugar de caminar. Algunos pacientes con condiciones neurológicas sin duda los necesitan, pero el resto se beneficiaría más con moverse, utilizando un bastón, un andador (walker) u otro tipo de dispositivo de ayuda y mover sus rabadillas. No nos debe de sorprender por qué nos hemos convertido en una nación con sobrepeso.

El papel de un estilo de vida sedentario.

El estilo de vida sedentario, como se mencionó anteriormente, ha demostrado ser un factor importante en las epidemias nacionales relacionadas con la salud que nos afectan, y como tal, la actividad y el ejercicio deben ser incluidos como parte de cualquier dieta antiinflamatoria saludable.

Robert Adler. Dr. Robert Adler, Ph.D.

¿Quién es el Dr. Adler y por qué lo menciono?

El Dr. Adler fue el inventor del primer aparato funcional, de control remoto. El primero de muchos de la nueva ola de controles y aparatos que supuestamente iban a mejorar nuestra calidad de vida e hicieron nuestras vidas "mejor".

¿Cuándo ocurrió este invento?

A mediados de los años 50, en los albores de los cambios en nuestros hábitos alimenticios, de un mayor uso de los automóviles y una revolución en la industria agrícola. Al mencionar nuestro estilo de vida sedentario como un factor que contribuye al estado actual de nuestros problemas de salud, pensé que era apropiado incluir al pionero cuyo descubrimiento revolucionó la forma cómo nos movemos, o más apropiadamente, de cómo no nos movemos. No es su culpa, y yo nunca culparía a este brillante científico y pionero, de nuestra propia cultura de pereza, pero sin esta primera pieza tecnológica importante, nunca habrían ocurrido la inundación de avances tecnológicos adicionales, que contribuyen a nuestra falta de movilidad actual. (Además, creo que es interesante tener conocimientos históricos básicos).

Desde el control remoto de la TV, a cerraduras inalámbricas, hasta controles remoto infrarrojos, los avances tecnológicos se han desarrollado para ayudar a la sociedad, pero lo que frecuentemente sucede con ellos, es que muchas veces terminan perjudicando a la sociedad.

Actualmente hay más de 215,000,000 artículos que aparecen bajo "estilo de vida sedentario" cuando buscamos en la Internet y la mayoría de ellos hace referencia al impacto negativo de la inactividad en las enfermedades y los problemas de salud.

De acuerdo con el World Cancer Research Fund y el American Institute for Cancer Research, los estudios continúan demostrando que la actividad física tiene efectos protectores contra una variedad de cánceres, (WCRF/AICR. Food, Nutrition, Physical Activity and the Prevention of Cancer: a Global Perspective. World Cancer Research Fund/Am Institute for Cancer Research 2007), y alteran o modifican los riesgos asociados con el cáncer de mama, cáncer de endometrio y cáncer de colon.

La inactividad y nuestro estilo de vida sedentario, especialmente entre la juventud de hoy, es otro factor importante a ser abordado como tema, cuando se discute sobre una dieta y estilos de vida antiinflamatorios.

La pérdida de peso obtenida a través de ejercicios puede prevenir, revertir o retrasar las cardiopatías, incluyendo las miocardiopatías, insuficiencia cardíaca congestiva, enfermedad arterial, ataques al corazón, anormalidades del colesterol y los lípidos, la alta presión arterial, síndrome metabólico, diabetes, apnea del sueño, osteoporosis, depresión, problemas mentales, Alzheimer, fibromialgia, artritis y muchos, muchos más.

Es un remedio natural que considero más importante que cualquier medicamento prescrito. Cualquiera puede hacerlo en cualquier momento, en cualquier lugar, es gratis y sin efectos secundarios.

El ejercicio y la actividad física, es el secreto mejor guardado, y nadie puede embotellarlo o venderlo por prescripción!

Aunque como cardiólogo normalmente animo a mis pacientes a por lo menos 20 minutos de ejercicio continuo, para promover un efecto saludable para la salud cardiovascular, la actividad física no necesita ser de forma intensa, agotadora, de tipo de entrenamiento, para que sea beneficiosa. Actividades de baja intensidad, como caminar, montar bicicleta, nadar, tareas domésticas, actividades del trabajo y actividades recreativas, ayudan a nuestra salud.

Tai chi, es un tipo de arte marcial de bajo impacto, de ejercicio de movimientos que ha demostrado mejorar, de forma general, la movilidad, salud y el bienestar. Se practica hoy en muchos países asiáticos, así como en las comunidades asiáticas en toda América, por los más aptos, más sabios y los más mayores miembros de esa comunidad. Lo que importa en un plan de ejercicio es, la consistencia y continuidad.

La primera ley del movimiento de Isaac Newton afirma que un cuerpo en movimiento, se mantendrá en movimiento, mientras que un cuerpo en reposo permanece en reposo y este hallazgo puede aplicarse a nuestras actividades de la vida diaria. Yo equiparo el movimiento a la vida, y el mantenernos sedentario a la muerte. Recientemenet salio otro estudio proclamando el beneficio del ejercicio donde menciono que 15 minutos de ejercicios al dia, prolongaba la vida por un promedio de 3 años.

Además de la actividad física, el fumar, el estrés, la ansiedad y los estados emotivos deben también abordarse cuando de mejorar nuestra salud se trata.

Un recorrido nutricional por las últimas décadas.

Durante la Segunda Guerra Mundial, mientras que las tropas estadounidenses, luchaban valientemente por nuestro país en el extranjero, muchos aquí en los Estados Unidos estaban involucrados en la industria agrícola y alimentaria, ya que necesitábamos alimentar, no sólo a nuestras fuerzas de combates, sino también a nuestros propios ciudadanos y a muchas de las poblaciones en toda Europa, que enfrentaban escasez de alimentos y racionamiento, debido a la destrucción de su infraestructura agrícola.

A medida que aumentaba la necesidad de alimentos del país, aumentaba la cantidad de alimentos que se necesitaba producir. En los Estados Unidos, el Gobierno alentó a todos sus ciudadanos a sembrar cosechas alimenticias, en sus jardines y plantar sus propias frutas y verduras para complementar sus propias necesidades y disminuir la dependencia de los suministros alimentarios nacionales.

Los llamados jardines de la "Victoria" se convirtieron en algo común, incluso en escuelas e iglesias. Una encuesta en el 1943 mostró que 75% de los estadounidenses seguía procesando, envasando y conservando sus propios alimentos en casa. (http://extension.usu.edu/aitc/lessons/pdf/cc1940_war.pdf).

A los estadounidenses también se les requirió aceptar el racionamiento de alimentos y otros productos básicos, incluyendo la energía. En todo el país, comités de nutrición fueron establecidos para monitorear y utilizar los alimentos disponibles más eficientemente y para reducir el despilfarro de alimentos.

Los métodos de preservación de alimentos en ese momento consistían en, enlatar, deshidratar, secar y almacenar.

Las granjas pequeñas individuales y los agricultores independientes todavía constituían la columna vertebral de los principales suministradores de nuestro sistema alimentario. En la década de los 40, aumentaron las hectáreas cultivadas de unas 300,300 hectáreas a más de 536,900 hectáreas. Asimismo el número de cabezas de ganado, vacas lecheras y ovejas también aumentó, como resultado del aumento de la producción.

Se necesitaron nuevos métodos para la conservación de las grandes cantidades de alimentos producidos, para poder preservar y extender la vida útil de muchos de estos cultivos y alimentos, ya que la mayor parte era destinada a decenas de miles de kilómetros de distancia, en el continente de Europa. En ese momento las técnicas de preservación existentes eran inadecuadas y constaban principalmente de encurtidos y conservas caseras, ahumados, deshidratación y enlatado comercial, secado por congelación y congelación rápida. La falta de refrigeración adecuada disponible hizo que todas las técnicas de preservación comercial de tipo manual existentes en esa época, fueran insuficientes para la gran escala que se necesitaba.

Después de la Guerra, la industria de transformación y procesamiento de alimentos, comenzó a crecer como resultado de la tecnología adquirida durante la Guerra y esto dio lugar a las comidas congeladas, las llamadas TV dinners, o comidas congeladas en cajitas, así como al surgimiento de alimentos procesados, incluyendo la industria de las golosinas o meriendas, todos los cuales son productos con grandes cantidades de preservativos químicos.

La producción de alimentos a gran escala comenzó en serio, conducida por varias corporaciones, que en poco tiempo, revolucionarían la industria de alimentos agrícolas. La agricultura industrial de miles de hectáreas de cultivos requería no sólo de nuevos fertilizantes y pesticidas para aumentar el rendimiento, sino también de automatización industrial. La mecanización aumentó rápidamente para poder manipular los crecientes volúmenes de producción, así como debido a la escasez de la mano de obra.

Hacia el final de la década del 40, los hermanos McDonald en California, empezaron a introducir un nuevo sistema de venta de comidas, que revolucionaria la forma en que comemos y que más tarde se conocería como "comidas rápidas" o fast food. Un concepto nuevo, donde una pequeña selección de artículos alimenticios, podía ser preparado y servido rápidamente, en un formato tipo línea de montaje, a partir de componentes precocinados.

Después de la Segunda Guerra Mundial comenzó una era de prosperidad en América. Los soldados regresaron a sus casas, se casaron, crearon sus familias y se establecieron a lo largo de todo el país, extendiendo la población de costa a costa. Esta expansión fue posible gracias a la construcción de represas hidroeléctricas en el oeste y la ley de carretera interestatal de

1956 que llevaría a la construcción del sistema de autopistas interestatales del país, lo que a su vez creo la infraestructura necesaria para facilitar el transporte a través de toda la nación.

El final de la década del 50 y principio de los años 60 trajo consigo carreteras más amplias, que podrían llevarnos a lugares que habían estado previamente aislados. El número de vehículos vendidos, incluyendo motocicletas, se incrementó enormemente.

Éramos una nación en movimiento, disfrutando nuestra duramente ganada libertad, así como nuestro estado y posición a nivel mundial, después de años de sacrificio durante la Guerra.

Otro factor que cambió para siempre la forma en que comemos y nuestro sistema de nutrición fue la expansión de los establecimientos de McDonald's, a través del desarrollo de las franquicias.

Las comidas rápidas se convirtieron en un éxito porque la comida tenía buen sabor, llenaba y tenía bajo precio, y también era algo cómodo, que se podía adquirir de forma rápida. Este tipo de establecimiento de comida prendió rápidamente y en un corto período de tiempo, surgieron otras franquicias del tipo de comida rápida que unidas a la marca McDonald's, se expandieron rápidamente a través de los Estados Unidos.

Como resultado de estos restaurants del tipo franquicia encabezados por McDonald's, los alimentos básicos usados en sus menús, como la carne de res, pollo, cerdo, patatas, lechuga, y tomates tenían que ser comprados en cantidades cada vez mayores. Más importante aún, estos productos debían ser de la misma consistencia y uniformidad, para poder obtener la misma calidad y reproducir el mismo sabor y el gusto exacto, en todos los establecimientos de la franquicia, en todo el país.

Esto provocó la necesidad de la estandarización en la producción de los animales de granja, así como en el cultivo de las plantas.

Los productores y fabricantes de estos productos tenían que adherirse a cumplir las mismas normas, para poder abastecer la creciente demanda de los artículos requeridos por este nuevo y floreciente tipo de negocio.

También estábamos entrando en la era de la Guerra fría y la expansión de la carrera de la exploración espacial. La fuerza aérea de Estados Unidos se amplió, surgió la NASA (la agencia espacial de los EEUU), y siguieron nuevos descubrimientos científicos. Se crearon nuevos materiales hechos por el hombre, así como una variedad de nuevos productos químicos producidos sintéticamente que podrían permitir la creación de otras nuevas sustancias. El plástico, el nylon, el rayón y otros materiales sintéticos se desarrollaron a partir de moléculas simples y componentes moleculares básicos. Tecnologías de refrigeración, logística y los primeros ordenadores, surgieron. Pronto, debido a una nación creciente y otros conflictos militares y guerras, se requerirían nuevos métodos de conservación de alimentos. En 1957 se produjo una nueva bebida con sabor a naranja que ganó reconocimiento nacional cuando fue incluida en los vuelos espaciales Gemini. Tang®, era el nombre de ese producto, que aún todavía existe hoy.

Aplicando los recién adquiridos descubrimientos científicos, las empresas del sector privado se involucraron más activamente en la investigación y desarrollo de modificadores de los alimentos básicos y en la formulación de nuevos artículos comestibles. Debido a la intensa investigación y desarrollo en el campo de los aditivos alimentarios, la agencia de alimentos y drogas de los EEUU, o FDA, estableció la enmienda de aditivos de alimentos en 1958, para introducir y establecer normas mínimas de seguridad que, están todavía en uso hoy en día. "Generalmente reconocido como seguro" es una designación común de la FDA, aplicada a las sustancias químicas utilizadas en la producción de alimentos, para designarlos que se consideran seguras.

Durante la década del 60, nosotros, como individuos, comenzamos a aumentar de peso. Todos los factores necesarios para el inicio de nuestro aumento de peso, estaban establecidos, encabezados por las llamadas comidas rápidas y una disminución en nuestros niveles de actividad física.

Como resultado de nuestro aumento de peso, edulcorantes artificiales y sustitutos del azúcar se crearon como una alternativa al uso del azúcar. Estas sustancias reproducen el sabor del azúcar, con menos, o sin ninguna, calorías y son consideradas como una de las primeras sustancias "dietéticas". Algunos de estos sustitutos del azúcar más populares, incluían: el ciclamato que se formuló en el 1958 y que más tarde en el 1970, fue prohibido y retirado del mercado, debido a su posible asociación con el cáncer de vejiga en ratas, el aspartamo en 1965, el acesulfamo potásico y la sacarina en 1967, los tres de los cuales están todavía en uso hoy en día.

Además de los muchos edulcorantes artificiales creados durante la década del 60, entre 1965-1970, se estableció por primera vez la producción industrial de sirope de maíz de alta fructosa (HFCS). Entonces fue posible coger el maíz, agregarle algunas enzimas y productos químicos y con algunos cambios en su estructura química, obtener un producto de sabor azucarado, a un costo mucho más barato que la propia azúcar. Hablaremos más acerca de los HFCS, más tarde.

La industria de preservación de alimentos también floreció con la creación de sustancias químicas como nitratos, sulfatos, bisulfato de sodio, almidón, fécula de maíz, colores artificiales, sabores artificiales, grasas hidrogenadas, cloruro de potasio, mono y diglicéridos, aceite de soja, glutamato monosódico, harina de soya, lecitina, fosfato dipotásico y muchos otros que todavía se utilizan hoy en día en la industria alimentaria.

Además de estos preservativos químicos desarrollados, los alimentos también fueron preservados por el uso de una sustancia recién creada, conocida como "plástico", que rápidamente reemplazo a las botellas de vidrio y a la lata, en los recipientes para envasar alimentos.

Producción de alimentos

En los años 70, las 5 mayores empresas estadounidenses involucradas en la producción agrícola, controlaban el 25% del mercado de la industria agrícola. La ciencia y la tecnología continuaban haciendo grandes progresos y se desarrollaron nuevos cultivos y nuevas técnicas de cría de animales.

Para aumentar la eficiencia y seguir aumentando el rendimiento y la producción de estos productos agrícolas, surgieron las granjas industriales. Las granjas crecieron en tamaño, de unos cientos de acres, típicas de los productores independientes de la década del 40, a miles de hectáreas. Para poder aumentar la productividad, los pesticidas y fertilizantes químicos comenzaron a ser empleados con más frecuencia y en mayores cantidades. También se necesitaban grandes cantidades de agua de riego, así como un aumento en los niveles de mecanización. Todo esto requería una gran inversión de capital. Con los continuos avances en la tecnología, la maquinaria agrícola se hizo más grande y más cara. Tractores, cosechadoras y otros equipos de granja se transformaron en equipos de vanguardia y podían prácticamente funcionar por ellos mismos, por medio de sensores, computadoras y equipos de satélite posicional, o GPS. Nuevas técnicas de rotación de cultivos que permitían una agricultura más eficientes y continua durante todo el año en muchas partes del país, fueron empleadas. El resultado positivo de este tipo de agricultura, a gran escala, es que los precios de los cultivos y productos agrícolas disminuyeron, aumentó la disponibilidad de los productos y aun lo más importante, la consistencia, se pudo lograr que fueran continuamente producidos, en consonancia con las necesidades de los restaurantes de franquicia. Ahora una hamburguesa, o unas papitas, de una de las franquicias, compradas en Tampa, podrían saber, oler y tener la misma consistencia, a una comprada en Nueva York.

Por otro lado, debido a la inversión de varios millones de dólares que se requerían y a la incapacidad para competir con el aumento de los costos operativos iniciales, muy pocas de las pequeñas granjas de agricultores individuales independientes, podían competir con las gigantes e industrializadas empresas agrícolas y después de generaciones de existencia, muchos agricultores independientes se vieron forzados a dejar de existir.

Hoy día, esas mismas 5 empresas que controlaban el 25% del mercado de producción agrícola y de alimentos en los años 70, controlan el 80% de la industria.

Este control consolidado por solo unas cuantas empresas multinacionales, se extendió para incluir el sector responsable de la producción de ganado y de animales para el consumo humano.

No cabe duda de que como sociedad, la mayoría de nosotros hemos estado inconsciente e ignorantes, de cómo se producen las carnes que consumimos, así como que quien las está produciendo.

Al igual que con los cambios ocurridos en el sector agrícola, las necesidades de los restaurantes de comida rápida del tipo franquicia, exigían una economía más eficiente a gran escala y la estandarización dentro de la industria del suministro de las carnes.

La centralización y el control de estos productos, comenzaron en respuesta a las necesidades de los millones de toneladas de carne al mes, requerida por estos establecimientos de comida rápida de todo el mundo. Como resultado, se crearon granjas de tamaños industriales que podrían contener a miles de animales, desde ganado, a cerdos, pavos o cualquier otra concentración de animales. Estas grandes granjas se conocieron por el nombre de operación concentrada de alimentación de animales o CAFO, en Ingles. La agencia de protección ambiental de Estados Unidos (EPA), describe un CAFO como "una operación agrícola donde los animales se mantienen y se crían en áreas confinadas. Instalaciones donde se concentraban estos animales, se alimentaban, depositaban el estiércol y estos orinaban, todo en una pequeña área confinada. El alimento es traído al animal en lugar de que el animal busque su propio alimento en pastos, campos o prados".

Curiosamente, el término CAFO según la EPA, describe también a instalaciones que plantean un problema potencial de contaminación. (www.epa.gov/cafo).

Más de 10 billones de animales son consumidos anualmente, el 80% a 90% de ellos, pollos.

Diez billones de animales al año!

En Estados Unidos, el pollo se ha convertido en el tipo de carne más consumida, ya que comemos un promedio de 86 libras (39kg) al año por persona, en comparación a solo 65 libras (29.5kg) por cada uno, de carne de cerdo y carne de res al año. (www.meatAMI.com).

A fin de poder cumplir con esta alta demanda, la producción de carne y de ganado, y la forma en que se crían los animales, cambió para siempre.

Los pollos criados de forma natural, tradicionalmente requieren un promedio de 70 días desde su incubación a la madurez, para estar listos para su procesamiento. Así como el ganado y otros animales de granja, para consumo humano, los pollos tradicionalmente se han alimentado de una variedad de granos, hierbas y otros nutrientes naturales que se encuentran en los pastos y la tierra. Ellos debieran pastar al aire libre, bajo el sol y el aire fresco, en contacto con todos los nutrientes y minerales encontrados en la tierra y en la naturaleza.

La forma en que los pollos y otros animales son criados hoy en día, no solo es muy diferente, sino también, trágicamente triste.

En lugar de la forma tradicional, libre, y orgánica, los pollos al igual que el ganado confinado en CAFO's, también son criados en granjas industriales, típicamente encerrados en estructuras que pueden contener varios miles de estos animales.

Los pollos normalmente se mantienen en casetas/casas de crías especiales, agrupados, con poco o ningún espacio entre ellos, en ambientes de clima controlado.

Muchos pollos son criados y mantenidos en completa oscuridad, sin luz natural y sin aire fresco. Animales que, maduran rápidamente, artificialmente y nunca ven la luz del día y nunca conocerán una vida normal al aire libre. Pasan 24 horas al día, confinados en un pequeño y abarrotado espacio, restringido. De esta forma es como se les alimentan, y de esta forma es como hacen sus desperdicios.

Usted puede comenzar a imaginar cómo son las condiciones sanitarias incluyendo los olores de las heces y los subproductos de desecho, que tienden a dar un olor a amoníaco concentrado, en estos gallineros mal ventilados.

Debido a que hay miles de pollos a la vez, bajo estas condiciones sanitarias, es por lo cual se les administra antibióticos rutinariamente en los alimentos, para prevenir infecciones bacterianas y enfermedades contagiosas.

Estos animales no se alimentan de su dieta tradicional de granos naturales, pastos, hierbas, insectos, malezas y otros componentes naturales, sino de compuestos científicamente manufacturados, basados en el maíz, que darán como resultado una ganancia de peso más rápida y menos costosa.

Lo que ha resultado es, un producto "uniforme", de limitada variedad y variabilidad, que ha madurado en solo 45 días, en vez de su crecimiento normal tradicional de 70 días, para cumplir con las normas exigidas por las franquicias y la industria alimenticia. Un producto final, de la misma consistencia, composición, tamaño y sabor, pero que en mi opinión son de calidad muy inferior a los pollos criados tradicionalmente.

Cuando McDonald's necesitó pollos con carne de pechugas más grande para usar en sus recién lanzados productos de pollo, se desarrolló una nueva generación de pollo modificados genéticamente, que era capaz de crecer para producir pechugas mayores, y de consistencia similar. Como se mencionó anteriormente, en los Estados Unidos hoy sólo hay 4 o 5 empresas multinacionales que controlan la mayor parte de la agricultura relacionada con la industria alimenticia y esto incluye la producción de alimentos derivados del ganado y animales.

Al mayor proveedor de U.S., de pollos y productos de pollo, así como de carne de vacuno, que actualmente suministra sus productos a 88 de las 100 franquicias más grandes de alimentos, se le atribuye la creación de esta nueva clase de pollo.

La próxima vez que coma un pedazo de pollo en cualquier franquicia nacional de las que venden productos de pollo, observe el tamaño del pedazo de pollo que va a consumir. Se puede apreciar que es mucho más grande de lo que debe ser una pechuga de pollo tradicional.

La cría de ganado, cerdos y otros animales para el consumo humano, ocurre de manera similar, está controlada por algunas empresas multinacionales que suministran productos de carne en todo el país. Recuerde que el número de empresas productoras de alimentos agrícolas en Estados Unidos ha disminuido constantemente con el tiempo. La misma corporación responsable de la creación de este nuevo tipo de pollo, con una gran pechuga, incrementalmente adquirió un total de 20 competidores, compañías menores, durante los últimos 20 años, lo que los hizo los más grandes productores y proveedores de alimentos de origen animal.

Cuando se trata de la producción de carne de vacuno, también es importante la producción de escala. Es más barato dirigir una operación que crece en volumen, que una operación más pequeña. Esto es una economía de escala.

Los cerdos o puercos son omnívoros, es decir, ellos comen casi todo, incluyendo plantas, y otras proteínas de origen animal.

El ganado y las vacas lecheras han sido tradicionalmente herbívoros, consumen dietas basadas en hierbas y granos, ricas en ácidos grasos del tipo omega 3.

Tradicionalmente, estos animales se han criado en grandes espacios abiertos donde podían moverse, comiendo una variedad de pastos naturales y granos que surgen directamente de los campos y la tierra, repletos de vitaminas naturales, minerales y otros nutrientes beneficiosos. Expuestos al sol y bebiendo agua limpia, su crecimiento tomaba tiempo, y la variedad de granos y hierbas, resultaba en una carne de vaca magra y nutritiva.

En muchos CAFOS's hoy, el maíz, como analizaremos con más detalle más tarde, se ha convertido en el ingrediente de elección, no sólo en la alimentación animal, sino también como relleno en muchos de los alimentos procesados que consumimos hoy en día. El maíz es abundante, lo que lo hace un ingrediente barato y además tiene muchas calorías, beneficiosas para el engorde de animales que lo consumen de forma regular, incluidos nosotros los seres humanos.

Además del maíz, la soja se utiliza cada vez más en los alimentos o piensos para animales, ambos se componen principalmente de ácidos grasos omega 6, que han reemplazado a los más saludables ácidos grasos de omega 3, que se suelen encontrar en los granos y hierbas naturales y en las carnes de animales que se alimentan de hierba o pasto.

Los seres humanos necesitan a ambos de estos ácidos grasos esenciales, necesitando un poco más del omega 6 que del omega 3. Sin embargo, nuestra tradicional dieta occidental, consistente en comidas rápidas y procesadas, están cargadas en ácidos grasos omega 6 y estamos consumiendo menos omega 3, un factor contribuyente al desarrollo de enfermedades y a inflamaciones crónicas.

También analizaremos estos ácidos grasos más tarde.

Los piensos abundantes y baratos, engordan los animales más rápidamente, disminuyendo el tiempo de crecimiento, y reduciendo los costos de producción y en consecuencia, el precio que pagamos en el supermercado o en el restaurante.

La tecnología ha logrado formas de hacer bajar el costo de la carne de res y de todas las carnes, haciéndolas más asequibles, lo que ha llevado a un aumento en el consumo de carne en Estados Unidos.

El resultado final de la producción de carne en nuestro país es un método científicamente estudiado, refinado y calibrado, de crecimiento, que se traduce en productos de origen animal de la misma consistencia y poca variación.

En algunos países europeos en adición a las hierbas y granos en los piensos, la harina de soja se ha utilizado como la principal proteína de origen vegetal para la alimentación del ganado. Los países europeos, a menudo, tenian que importar la soja y otras materias primas debido a que las condiciones ambientales y climáticas no permiten su producción.

Al aumentar el costo de los frijoles de soya, los agricultores tuvieron que encontrar alternativas más asequibles para sustituir la soja y otros alimentos tradicionales y algunos cultivadores comenzaron a utilizar proteínas de harina de carne y de huesos procesadas, provenientes de los residuos de animales sacrificados, cocinados y molidos.

Partes sobrantes y restos de pollos, ovejas y cerdos y hasta cadáveres y restos de animales enfermos y heridos, serían luego molidos y cocidos y añadidos al pienso como un suplemento proteico.

El uso de este tipo de harina proteica, que era aceptable en Europa a principios y mediados de los años 80, fue una de las causas principales del brote de encefalitis en el ganado que se produjo en Inglaterra a finales de la década del 80. Esta enfermedad conocida como encefalopatía espongiforme bovina, mejor conocida por muchos de nosotros como la enfermedad de "las vacas locas", (mad cow disease), fue responsable de más de 200 muertes en todo el mundo, excepto en Estados Unidos, donde no se produjo ningún caso.

En Estados Unidos, el departamento de agricultura (USDA) es el responsable de asegurar la calidad de nuestra carne y como es el caso de muchas agencias gubernamentales responsables de la supervisión y la seguridad, el USDA tiene una cantidad limitada de recursos y a menudo tiene que confiar en la palabra de la industria que regulan, para asegurar que se están cumpliendo las normas de calidad. La salud, la seguridad y el interés del consumidor estadounidense, se ve equilibrado frecuentemente, con el interés de la industria.

Por ejemplo, en el 2006, el USDA impidió que un productor de carne de res en el estado de Kansas, que quería garantizar que sus productos de carne eran seguros, analizara de forma independiente a su ganado para comprobar si tenían o no la enfermedad de las vacas locas. ("Mad cow watch goes blind". USA Today. 2006-08-03). (http://www.usatoday.com/news/opinion/editorials/2006-08-03-our-view_x.htm). Merece hacer la pregunta, de a servicio de quien está el USDA?

Cambios en nuestros suministros de alimentos.

La clonación comenzó a ser una realidad en el 2001. Desde el 2001 hasta el 2008, la Federación de Alimentos y Drogas (FDA) realizó estudios sobre la seguridad de los alimentos clonados que iban a ser destinados para el consumo humano. Aunque la FDA dio permiso para la venta de carne y leche de ganado y vacas clonadas, en el 2008, el USDA prohibió la venta de carnes clonadas en Estados Unidos, donde hasta el momento, es inexistente.

Los organismos genéticamente modificados, excepto los de origen animal, han logrado, sin embargo, encontrar su lugar en nuestro suministro de alimentos, principalmente en forma de semillas.

Las semillas genéticamente modificadas, fueron promovidas como más resistentes a las diferentes enfermedades, a la sequía, así como al glycophosphate, el mayor herbicida existente en el mercado.

Los alimentos genéticamente modificados o los organismos genéticamente modificados (OGM), así como las semillas que los producen, aparecieron por primera vez en el mercado de Estados Unidos durante la década del 80.

Los OGM's están protegidos por las leyes de patentes y las leyes de propiedad intelectual, que los hacen propiedad exclusiva de las empresas que los crearon.

Los siguientes alimentos, muy comunes en los EEUU, son cultivados de semillas genéticamente modificadas: el 93% de los cultivos de soja, así como el 93% de la producción del aceite de canola y de semilla de algodón, el 86% de nuestro maíz, y a partir del año próximo, se introducirá el arroz genéticamente modificado en el mercado.

El uso de semillas genéticamente alteradas no es exclusivo de los Estados Unidos, ya que Brasil, Argentina e India le siguen a los Estados Unidos, en el volumen de alimentos OGM producidos. Algunos estimados han puesto el porcentaje de alimentos modificados genéticamente, disponibles en el mercado de Estados Unidos en más de un 75%. (www.gmaonline. org).

Vacunas.

Las vacunas se administran en el ganado y otros animales de dos formas.

La primera vacuna administrada al ganado es para prevenir las enfermedades y para mantener el animal saludable y que sobrevivan hasta que estén listos para ser sacrificados.

La segunda vacuna se administra al ganado adulto, con fin de mejorar la supervivencia del animal, así como para proteger el feto y mejorar la condición reproductiva del animal.

Antibióticos.

De acuerdo con un artículo del 2001 en Scientific American, más del setenta por ciento (70%) de todos los antibióticos fabricados en los Estados Unidos anualmente, o unos 25 millones de toneladas, es utilizado en el sector agrícola y administrado al ganado! (Scientific American Jan 10, 2001).

Yo creía que era una persona bastante bien informada y al día, sobre temas relacionados con las estadísticas de salud, pero nada podía haberme preparado para este sorprendente número. De hecho, fue este número, esta estadística, lo que me hizo comenzar a leer e investigar todo lo que pudiera acerca de nuestros alimentos y provocó que comenzara a escribir lo que después se convertiría en este libro.

Además de antibióticos, en 1994 la hormona sintética bovina somatotropina se usó por primera vez en el ganado.

La administración de esta hormona a las vacas provoca un aumento en la producción de leche de aproximadamente 18 kilogramos de leche por vaca, por día. Una producción mayor de leche se logró a costa de un aumento del 25% de la mastitis uterina y una reducción del 40% en la fertilidad de la vaca.

Actualmente, el 60% de la leche producida para el consumo humano en Estados Unidos, es producida por vacas tratadas con esta hormona sintética.

Estados Unidos es el único país desarrollado que permite a sus ciudadanos el consumir leche de vacas a las que se les inyectó hormonas, ya que los países pertenecientes a la Unión Europea, Australia, Canadá y otros, prohíben su venta.

En septiembre del 2010, durante una presentación ante un Tribunal de Apelación en Estados Unidos, se demostró que la leche procedente de vacas que fueron tratadas con la hormona sintética de crecimiento bovino, contenía niveles elevados de la hormona IGF-1 y mayores niveles de pus, lo que causaba que la leche se agriara más rápidamente. (www.grist.org / article / food).

Hormonas.

Los implantes de crecimiento son hormonas sintéticas administradas a terneros lactantes para aumentar su peso y acelerar su crecimiento, por medio del aumento de la secreción de la hormona del crecimiento y la insulina.

Hay 3 tipos diferentes de implantes de estrógenos, uno conformado por una combinación de hormonas de benzoato de estradiol y progesterona, otro compuesto por zeranol y el último compuesto de estradiol, todas, hormonas sintéticas. En 1997 sólo el 14% de los pequeños productores (menos de 300 vacas) estaban usando estas sustancias, pero el 55% de los grandes productores (más de 300 vacas), las utilizaban rutinariamente. (aces.nmsu.edu/pubs/_b/b-218.pdf).

Todas estas hormonas, antibióticos, vacunas y productos químicos, entran eventualmente en la circulación del animal y terminan en los tejidos del animal, incluida la carne, en cantidades variables, que individualmente han demostrado no producir ningún efecto nocivo. Sin embargo, se cree que en los seres humanos, con el tiempo y con la ingestión crónica, se produce un efecto acumulativo que puede estimular a nuestro sistema inmunológico e inflamatorio y producir inflamaciones crónicas de diferentes grados que pueden llegar a convertirse en enfermedades crónicas.

Las frutas, verduras y muchos otros cultivos solían tener una temporada de crecimiento típico, pero hoy, producto de los OGM, los avances agrícolas y la importación, podemos obtener cualquier tipo de frutas o verduras a lo largo de todo el año, a menudo a expensas de su valor nutricional.

Muchas grandes granjas utilizan abonos artificiales, compuestos principalmente de moléculas de fósforo, nitrógeno y oxígeno, a fin de mantener las necesidades nutricionales de los cultivos durante todo el año, a expensas de los variados elementos naturales y de los minerales irreproducibles que se encuentran en la tierra pura, sin alterar. La siembra repetida del mismo tipo de semilla, sin rotación de cultivos, también provoca un agotamiento de muchos de estos minerales naturales de la tierra, resultando en cultivos que contienen menos vitaminas y nutrientes, así como menos antioxidantes, y fitoquímicos.

Muchos cultivos son cosechados usando fertilizantes, y pesticidas y distribuidos con conservantes que permiten extender su vida útil.

Como resultado, muchas frutas y verduras que hoy compramos, contienen trazas de pesticidas y otros residuos químicos.

Estas sustancias pueden encontrarse en las hojas, tallos y penetrar en las raíces de la planta, convirtiéndose en parte del producto final.

El Environmental Working Group (www.ewg.org), publica una lista anual de las frutas y vegetales más contaminados, basada en los niveles de plaguicidas utilizados en su cultivo.

Según su investigación, los frutos más contaminados en orden descendente son: melocotones, manzanas, pimiento, apio, nectarinas, fresas, cerezas, peras, uvas, espinacas importadas y papas.

Los alimentos que se cultivan con pequeñas cantidades de pesticidas incluyen: papaya, brócoli, col, plátano, kiwi, guisantes congelados, espárrago, mango, piña, maíz congelado, aguacate y cebolla.

El uso regular de fertilizantes y pesticidas crea otro problema potencial en la salud pública, ya que el 70% de toda el agua fresca disponible en todo el mundo, se utiliza en la industria agrícola. El agua de riego corre, y se contamina por los productos agro-químicos y a continuación, drena y contamina las aguas subterráneas y los acuíferos, que son la fuente de agua potable de muchas de nuestras grandes ciudades.

No sólo estamos siendo expuestos a productos químicos y sustancias extrañas en los alimentos que comemos, sino en muchas de las fuentes de agua potable también.

Nuestro aparato digestivo y las enfermedades

Sabemos que la comida es esencial para nuestra supervivencia, pero muchos no son conscientes de que metabolizar y convertir los alimentos en energía es agotador para nuestro cuerpo. Convertir los alimentos en energía provoca un aumento en el estrés celular, especialmente el estrés oxidativo. Cuando el consumo es intermitente y esporádico, este estrés es beneficioso, pero cuando el consumo de alimentos es excesivo y continuo, como es y ha sido en nuestras vidas, conduce directamente a daños en el ADN a través de estas vías oxidativas, e indirectamente, vía tejido adiposo, con la producción de citoquinas pro inflamatorias. Debemos recordar que nosotros, nuestros cuerpos y nuestra fisiología provienen de las épocas de cazadores y recolectores donde la comida era escasa y podíamos comer solo esporádicamente. Aunque, hemos avanzado y desarrollado, gran parte de nuestra actual constitución, data de aquellos tiempos y de aquellas características primitivas.

Muchos de nuestros alimentos cotidianos más comunes, son algunas de las fuentes que pueden contribuir a estados de inflamación crónica, obesidad, trastornos digestivos y otras enfermedades crónicas. Alimentos que contienen antibióticos, hormonas, factores de crecimiento y vacunas como se ha descrito anteriormente, así como empacados con aditivos tales como conservantes, colorantes, saborizantes y otros productos químicos.

Curiosamente, muchas condiciones de salud, de vez en cuando, empiezan con síntomas digestivos no específicos, como consecuencia de alteraciones y daños a la flora intestinal normal que se encuentra en el sistema digestivo, por la ingestión crónica de estas toxinas, irritantes, medicamentos y alimentos.

La flora intestinal

Al nacer, nuestro aparato digestivo es estéril y libre de bacterias patógenas, pero rápidamente a medida que nos movemos a través del canal de parto, comenzamos a germinarlo con la micro flora de nuestra madres. Finalmente, queda conformado por miles de diferentes especies bacterianas que juegan una parte integral en nuestro sistema inmune y digestivo.

(Me gustaría mencionar que los bebés que nacen a través de una cesárea, nacen en desventaja ya que no adquieren estas importantes bacterias. Es más, estudios han demostrado que los bebés que nacen a través de una cesárea, tienen un mayor riesgo de alergias respiratorias, asma, enfermedad celíaca y alergias a productos lácteos, que aquellos que nacen a través del canal vaginal).

El intestino humano normalmente contiene un promedio de 100 a 200 trillones (100-200,000,000, 000,000.00) de microorganismos, consistentes en virus y bacterias, que son referidos como la flora intestinal y conocidos también, colectivamente, como el microbiomo. La mayoría de estos microorganismos son microbios beneficiosos que funcionan para mantenernos sanos por medio de la eliminación de toxinas y elementos patógenos productores de enfermedad.

Con un peso total de alrededor de 4 libras, estos microorganismos son esenciales e indispensables para los procesos fisiológicos de nuestro cuerpo como la digestión de alimentos, así como el normal funcionamiento digestivo. Existe una flora bacteriana similar ubicada en la superficie de la piel, pero la más importante es esta, que pertenece al aparato digestivo.

Estas bacterias son importantes en la prevención de dolencias y enfermedades y ayudan en la regulación de la inflamación en el tracto digestivo. Se ha encontrado que la alteración y destrucción de estas bacterias digestivas y microorganismos es la causa de una diversidad de enfermedades sistémicas que van desde el síndrome del intestino irritado a la fibrosis cística.

Hay una creciente cantidad de evidencia que demuestra la relación existente entre los estados inflamatorios y el sistema inmunológico con el sistema digestivo, en el desarrollo de enfermedades, incluyendo el papel que juegan en los estados de ansiedad y depresión.

Por ejemplo, personas que sufren de enfermedad inflamatoria intestinal (IBS), presentan un índice de ocurrencia de depresión de 3 veces mayor que los que no. (Fuller, Thompson 2000, http://onlinelibrary.wiley.com/doi/10.1097/00054725-200608000-00005/full).

La ansiedad y la depresión afectan al 60-80% de los pacientes durante las exacerbaciones de IBS, lo que ha causado que se establezca un vínculo entre estas dos condiciones. (The hygiene hypothesis and psychiatric disorders G.A.rook Trends in Immunology April 2008 29(4):150-8).

En los últimos años también ha habido un interés creciente en la función de estos microorganismos del tracto digestivo, en la reducción o aumento del riesgo a contraer enfermedades, incluyendo cáncer de colon. (Bosscher D. etal Food-based strategies to modulate the composition of the intestinal microbiota and their associated health effects. Journal of physiology and pharmacology :60 Suppl 65-11 Dec, 2009).

Existe ahora creciente evidencia que demuestra la relación entre el aparato digestivo, el sistema inmunológico y el cerebro y esto es especialmente cierto en la relación que existe entre la inflamación crónica del aparato digestivo con los estados de depresión y ansiedad.

Mas evidencia de los importantes beneficios para la salud de estas bacterias intestinales, es un estudio reciente de la Universidad de Duke que indica, que un desequilibrio de las bacterias que conforman nuestro microbiomo natural, también puede ser responsable de algunas alergias, diabetes y de obesidad.

La biodiversidad de las bacterias, virus y microbios que conforman nuestro microbiomo intestinal, es necesaria, y responsable, para mantener nuestra salud y estimular nuestro sistema inmunológico y no es la causa de enfermedades, como muchos habían pensado previamente.

En otras palabras, no es la presencia de estas bacterias la causante de enfermedades, sino más bien es su destrucción o los daños que ellas sufran, lo que eventualmente conduciría a enfermedades.

Una de las causas más comunes de daños a los microbios beneficiosos que conforman nuestra flora intestinal, son los antibióticos.

El uso excesivo e indiscriminado de antibióticos se ha convertido en un grave problema en nuestra sociedad, trayendo muchas consecuencias adversas, incluyendo la aparición de bacterias resistentes a los medicamentos y una alteración de las bacterias de nuestro aparato digestivo.

Como sociedad, estamos tomando demasiados antibióticos inapropiadamente, por motivos equivocados. Estos son potentes fármacos que además de eliminar a las bacterias causantes de enfermedades, también elimina a las bacterias beneficiosas para la salud. Piense de los antibióticos como de la quimioterapia. Un medicamento beneficioso si se utiliza correctamente por una razón adecuada, pero que eliminara inadvertidamente a todo lo que encuentre en su camino. Además del uso excesivo de antibióticos de forma intencional, lo que muchos de nosotros no tenemos en cuenta es que muchos de los productos cárnicos que hemos consumido durante años han sido tratados con sustancias que incluyen antibióticos. (Recordar una vez más, el artículo de Scientific American sobre el uso de antibióticos en la industria alimentaria). Aunque la cantidad de antibióticos que se puede encontrar en nuestros alimentos es mínima, su consumo, de forma crónica, con el tiempo, por sí solos y en combinación con otros factores, puede conducir a dañar las bacterias y otros microbios que conforman la flora intestinal.

En adición al inadecuado uso de antibióticos, otra clase de medicamentos que pueden conducir a la destrucción de las bacterias beneficiosas del aparato digestivo son los medicamentos supresores del ácido del estómago (antiácidos), usados de forma crónica.

Esto es muy común sobre todo en los ancianos que continuamente toman estos medicamentos durante meses e incluso años.

La intención puede haber sido noble al principio, tomar adecuadamente estos medicamentos para suprimir la producción de ácido para aliviar el reflujo gástrico ácido y la acidez estomacal, pero continúan haciéndolo después del tiempo recomendado de tratamiento. Muchos continúan tomando estos medicamentos debido a la creencia de que si paran de tomarlos, la producción de ácido se repetirá, y reaparecerán sus síntomas digestivos, muchos de los cuales son no específicos, y a continuación se inicia un círculo vicioso de uso crónico de medicamentos.

Muchos pueden no estar conscientes de que precisamente estos medicamentos, especialmente cuando se toman de forma crónica y continuada, pueden ser la causa de sus continuos síntomas digestivos no específicos.

Estos síntomas digestivos inespecíficos incluyen, hinchazón abdominal, calambres, malestar abdominal o pesadez, cambios en las deposiciones, náuseas y muchos otros, incluyendo síntomas que no suelen ser asociados con problemas digestivos como cansancio, pérdida de energía, irritabilidad, dolores de cuerpo, fatiga y literalmente cientos de otros.

Además de estos síntomas, el continuo uso de antiácidos se ha asociado con las fracturas de cadera y neumonía, y el uso de reductores de ácidos del tipo inhibidores de la bomba de protones, se ha asociado con que interfiere con la absorción del calcio que podría contribuir a la osteoporosis.

Los medicamentos antiácidos, al disminuir y cambiar el pH y la acidez del estómago, también permiten el crecimiento de microorganismos potencialmente nocivos que normalmente serian reprimidos por los niveles normales de acidez del estómago.

Alergias a diferentes tipos de alimentos son también cada vez más reconocidas, ya sea debido a una mejor información y conocimientos, o a un cierto aumento en el número de enfermos que padecen de estas. En la categoría de mejor informados, tenemos personas que tienen alergia a los aditivos alimentarios como colorantes y tintes. Esto se está reconociendo con mayor frecuencia en los niños y es actualmente un área que se estudia cada vez más, donde se han llegado a una diversidad de descubrimientos de asociaciones potenciales, aunque no hay conclusiones definitivas. Naturalmente, otras personas son alérgicas a productos como soya, trigo y/o maíz.

En un estudio reciente realizado por la Universidad de Maryland, un descubrimiento interesante fue uno que demostró que un gran número de personas que no resultaban ser positivas para la enfermedad celíaca (alergia al gluten, un componente del trigo y la cebada), se podían considerar y categorizar por lo menos como sensibles al gluten, ya que sus síntomas inespecíficos digestivos mejoraron cuando se sometieron a una dieta libre de gluten. (http://somvweb.som. umaryland.edu/absolutenm/templates/?a=1474).

El número de personas que sufren de sensibilidad al gluten aparentemente ha aumentado en las últimas décadas.

En un estudio retrospectivo de la clínica Mayo, se analizaron muestras de sangre de 10,000 reservistas de la fuerza aérea, almacenadas desde los años 60 y las conclusiones revelaron que se había cuadruplicado la incidencia de la sensibilidad al gluten, hoy día. (http://www.mayoclinic.org/news2009-rst/5329.html).

Las personas pueden ser sensibles al gluten y dar un resultado normal durante una prueba de detección pero cuando se eliminan productos que contengan trigo de su dieta, responden con una mejoría rápida y marcada, como si tuvieran esta enfermedad.

Una vez más, no se sabe con certeza por qué ocurre esto, pero parece que hay algo que desencadena a nuestro sistema inmunológico para atacar la proteína del gluten ingerido.

Otra probable causa de muchas de nuestras quejas y síntomas de carácter digestivo, es el papel que puede jugar el estrés.

Ya sea estrés, una respuesta alérgica a cualquier componente de los nutrientes que consumimos, o a los aditivos, o productos químicos utilizados en la fabricación, elaboración y conservación de los alimentos, nuestro cuerpo se ve afectado de ambas formas, tanto provechosa, como y cada vez más a menudo, negativamente, por lo que comemos y cómo comemos.

Debido al cada vez mayor reconocimiento y una mejor comprensión de la importancia del microbiomo y la función digestiva de bacterias en el mantenimiento de nuestra salud, es que ha habido tal incremento en las ventas de una clase de suplementos conocidos como probióticos.

La definición de probióticos, de acuerdo con la Organización Mundial de la salud es: "microorganismos vivos, que cuando se suministran en cantidades suficientes, resulta en un efecto saludable."

Los probióticos fueron creados en la década del 80 y se utilizan para mejorar la digestión y específicamente para tratar de ayudar a restaurar y reponer, el número de bacterias en el microbiomo del tracto digestivo, que se han perdido debido a una variedad de causas, entre ellas las mencionados anteriormente.

Los probióticos son sustancias y compuestos que se componen de millones de bacterias y enzimas producto de estas bacterias, que se toman oralmente para añadir y aumentar el número de bacterias beneficiosas presentes en el tracto digestivo. Los probióticos ayudan a mejorar la reparación, la regulación y la motilidad del tubo digestivo.

Las bacterias más comúnmente utilizadas como probióticos incluyen los lactobacilos y bifidobacterias. Los suplementos probióticos vienen en forma de cápsula o están incorporados y añadidos a los alimentos, tales como productos de soya o productos lácteos como leche y yogur.

En mi práctica, cuando los pacientes se quejan de estos problemas digestivos no específicos, yo reviso los medicamentos que toman y más importante, por cuanto tiempo los han estado tomando.

A continuación, les recomiendo realizar pequeños cambios y modificaciones en la dieta, así como les sugiero que prueben probióticos en su dieta diaria. Después de varias semanas, muchos sienten alivio y se solucionan sus molestias y otros afirman sentirse mejor que lo que se han sentido en años. También con frecuencia, hemos podido descontinuar muchos de los medicamentos que han estado tomando durante años.

Espero que esta sección le permita de cierta forma comprender la importancia de los microbios del tubo digestivo, la calidad de los alimentos que consumimos y su papel en nuestra salud y bienestar.

El papel del maíz

Algunos han proclamado al maíz, como el rey de todos los cultivos, la razón es porque el maíz no sólo se encuentra en una gran variedad de alimentos y productos alimenticios, sino también porque es un componente en una amplia variedad de productos no comestibles.

De todos los granos producidos en Estados Unidos, el maíz se ha convertido en la cosecha más abundante y el cultivo dominante, en parte como resultado de los subsidios del gobierno de los EEUU, que comenzaron en 1995.

Estos subsidios se concedieron a los productores de cereales en general, como soja, trigo y maíz, sin embargo, la mayoría de ellos los reciben los productores de maíz, que desde 1995, han recibido subvenciones de cerca de $76 billones de dólares. (http://farm.ewg.org/progdetail.php?fips=00000&progcode=corn).

Como resultado, la producción anual de maíz, continua aumentando y vendiéndose en el mercado, a un precio por debajo de su costo real de producción.

Debido a lo barato que este producto se ha convertido, entre sus usos, ahora el maíz forma el principal componente de la mayoría del alimento animal, sustituyendo a las hierbas y granos que habían sido la fuente tradicional y natural de alimento del ganado.

Aprovechando la abundancia y su precio barato, los científicos comenzaron a descomponer el maíz en sus componentes moleculares básicos y utilizarlos en la fabricación de una variedad de sustancias, trayendo como resultado que más del 90% de los productos que compramos hoy día, contiene algún elemento proveniente del maíz. Si bien todos sabemos que el maíz es cada vez más utilizado como combustible para los vehículos, se sorprenderá al saber que componentes de maíz se utilizan en la creación de productos de todo tipo desde maquillaje hasta baterías.

National Geographic News, el 28 de octubre del 2010, informó que análisis químicos de productos obtenidos de establecimientos de franquicias de comidas rápidas, revelaron que el maíz, en alguna forma, compone el principal ingrediente de la mayoría de esos productos, especialmente de la carne.

Mientras que el maíz se utiliza en la alimentación animal y como relleno de bajo costo en carnes y alimentos, uno de los mayores usos para el maíz ha sido la creación de sirope de maíz de alta fructosa (HFCS).

Desde los años 70, HFCS se ha utilizado en grandes cantidades como conservante y edulcorante y se encuentran en la mayoría de los productos que consumimos hoy. Un artículo en la edición de abril del 2004 de la American Journal of Clinical Nutrition, declaró que entre 1970 y 1990, aumentó el consumo de HFCS en más del 1000 por ciento.

La razón para el aumento del uso de HFCS basados en maíz, tiene que ver con el aumento del costo del azúcar. Las cuotas de producción de azúcar de caña, los aranceles de importación sobre el azúcar extranjera y el efecto de los subsidios al maíz de Estados Unidos, han contribuido al aumento del precio del azúcar de caña, haciendo del HFCS un edulcorante menos costoso y como resultado, proveedor de mayores ganancias económicas para fabricantes.

Sirope de maíz de alto contenido en fructosa es cualquier sirope de maíz que ha pasado por algún proceso enzimático para convertir su contenido de glucosa en fructosa, produciendo productos de diversos grados de dulzura. Actualmente en Estados Unidos, las variedades más comúnmente disponibles de sirope de maíz de alta fructosa son el HFCS 55 (55% fructosa y 42% glucosa) y el HFCS 42 (42% de fructosa y 53% de glucosa).

HFCS, es un edulcorante barato presente en la mayoría de los alimentos procesados y una sustancia alta en calorías que endulza a refrescos, cereales, galletas, dulces, repostería, productos de panadería y muchos otros productos que consumimos.

En promedio, el 10% del total de las calorías totales que consumimos en los Estados Unidos, provienen del sirope de maíz de alta fructosa. Este es un factor importante a considerar en las epidemias de problemas relacionados con la salud, como la obesidad y la diabetes, que existen en los Estados Unidos y otros países. Comparado con otros países, sin embargo, consumimos más HFCS, por persona, por año.

Además de las cantidades cada vez mayores de HFCS consumidos, algunos creen que los HFCS contribuyen a la obesidad porque la fructosa de la HCFS no causa la respuesta normal a la insulina que se produce después del consumo de azúcar regular y como resultado, no hay represión de nuestro apetito, lo que nos permite seguir comiendo y consumiendo más calorías. (L. Ferder, M.D. Ferder, & F. Inserra (2010). The role of high-fructose corn syrup in metabolic syndrome and hypertension". Current Hyperten Rprt 12: 105–112).

El metabolismo de la fructosa también salta las vías normales del metabolismo de los carbohidratos y como resultado funciona y actúa como un material de partida, para la síntesis de ácidos grasos, que con el tiempo aumenta la deposición de grasa.

Condiciones asociadas con el consumo crónico de HFCS incluyen, enfermedad del hígado graso no relacionada con el consumo de alcohol (NAFL), la causa más común de enfermedad hepática crónica en los Estados Unidos y una que afecta al 30% de la población. Una de las principales causas de NAFL es un consumo excesivo de carbohidratos y/o grasas, lo que resulta en la producción de niveles elevados de glucosa en la sangre, secreción de insulina y aumento de los triglicéridos.

Mientras que este aumento en los casos de NAFL es debido a ambos componentes, la glucosa y la fructosa de los HFCS, estudios en seres humanos han recomendado que se debe evitar la fructosa, en la prevención y el tratamiento de NAFLD. (M. Allocca & C. Selmi (2010). "Emerging nutritional treatments nonalcoholic fatty liver dis". Nutrition, diet therapy, and the liver: 131–146).

El HFCS también es asociado con muchos otros malestares y enfermedades crónicas.

Una más reciente e importante preocupación con HFCS tiene que ver con el descubrimiento de trazas de mercurio en muestras de productos fabricados con HFCS. El mercurio encontrado, se cree que sea el resultado del hidróxido de sodio y el ácido hidrocloridico, productos químicos utilizados en su fabricación y producción.

(Mercury from chlor-alkali plants: measured concentrations in food product sugar, Renee Dufaul. (http://www.ehjournal.net/content/8/1/2).

En los últimos años, los HFCS han recibido tal prensa negativa que muchas personas están eligiendo, simplemente, reducir su consumo y evitarlos lo más posible. Como resultado, muchos productos en el mercado actual que tradicionalmente han usado esa sustancia, han cambiado a usar otras, e incluso han re-etiquetado sus productos como "libre de HFCS". Del mismo modo, el azúcar de caña y de remolacha han comenzado de nuevo a regresar como los endulzantes de elección.

Dietas populares para bajar de peso.

Lo que voy a escribir y debatir más tarde, es acerca de una dieta de tipo antiinflamatorio, que es diferente a la mayoría de las dietas "populares" o de moda que existen hoy en día.

Sólo tiene que mirar a la multitud de revistas y tabloides en venta en los supermercados locales, cada uno con una dieta, la mayoría de ellas nuevas y hasta otras que incluso proclaman ser "revolucionarias".

Vaya a cualquier librería cercana o a una librería por medio del internet y hay secciones y cientos de libros sobre dietas y la última técnicas sobre la pérdida de peso. Cierto que muchas dietas funcionan, pero otras, simplemente, es perder tiempo y dinero.

Estamos sobresaturados y bombardeados con dietas populares porque generan billones de dólares al año en ingresos, alimentando a una generación interesada en resultados rápidos e indoloros. Esta industria ha ido progresivamente creciendo en tamaño y en ingresos desde los años 70. Según Marketdata, las ventas de productos de pérdida de peso o de dietas, en el 2007 solamente, fueron de casi $55 billones de dólares y se predijo que sobrepasarían los $80 billones de dólares para el 2010. Otros números citados en relación con las ganancias en ventas de productos para perder peso y dietas, están en el rango de entre \$40 a \$90 billones de dólares y este número aumenta cada año. Gastamos una fortuna en dietas, con resultados mixtos, ya que algunos estudios han demostrado que la mayoría de las personas que logran con éxito perder peso en una dieta, recuperan el mismo peso perdido, o aún más, en un corto tiempo.

No se ha preguntado nunca a si mismo ¿por qué hay tantas dietas diferentes y tantas variaciones?

Cada tipo de dieta existente produce el mismo resultado final, que es causar la pérdida de peso, a través de una reducción en la cantidad de calorías que usted consume.

En resumidas cuentas.

Si consumen menos calorías, se verán ustedes mismo adelgazando. Las diferencias entre todas estas dietas dependerán en cual componente de los macronutrientes se disminuye o elimina, así como la cantidad en que se redujo o eliminó. Pronto aprenderemos acerca de los macronutrientes.

Tradicionalmente, las dietas bajas de grasa, han sido dietas populares basadas en la reducción o la eliminación total del componente de grasa. En esta categoría de dietas se encuentra la dieta Ornish ™ y Pritikin ™.

No hace mucho tiempo atrás, la grasa fue el macronutriente al que se culpó de la mayoría de los problemas de salud de la sociedad. De hecho, hubo un tiempo en los EEUU cuando todos los tipos de grasas en la dieta desarrollaron tan mala fama que incluso se consideraba como el enemigo público número uno de la salud pública. Aprovechando esta creencia, empresas productoras de alimentos comenzaron a desarrollar, producir y vender nuevas líneas de alimentos libres de grasa (fat free) o alimentos bajos en grasa (low fat). Pronto, los supermercados se llenaron de estos nuevos productos de "grasa reducida" o "sin grasa", y muchos incorrectamente creyeron que estos alimentos eran saludables. Debido a la inteligente comercialización a nivel nacional y a las campañas de publicidad, la demanda de estos nuevos productos se disparó notablemente.

Por primera vez, muchas personas estaban consumiendo estos productos, sin sentirse culpables, creyendo que no grasa significaba, "no voy a engordar" Finalmente, engordaron y aumentaron en peso y tamaño, y ahora a un ritmo más acelerado que antes.

Lo que ocurrió fue que al reducir o eliminar un macronutriente, en este caso el componente de grasa (concepto similar en todas las dietas de eliminación), el sabor, la textura y la consistencia de esos alimentos tuvo que ser sustituido con carbohidratos, añadidos en forma de azúcares y harina refinada, que además de ser altos en calorías, son de baja calidad nutricional. Debido a que las personas estaban comiendo más galletas, pasteles y otros alimentos libres de grasas y engordaban aún más, algunos comenzaron a pensar que tal vez no fuera la grasa, sino más bien, el contenido de carbohidratos, el que fuera responsable del aumento de peso.

Otros científicos e investigadores también comenzaron a asociar y reconocer, la composición de estos alimentos altamente refinados y procesados, como un factor directamente responsable en el desarrollo de la inflamación crónica que conduce a la obesidad.

Debido a estos hallazgos, algunos argumentaron que una buena dieta de pérdida de peso no tenía nada que ver con las grasas y en cambio ahora creyeron que el consumo de grasa era algo beneficioso y dietas altas en proteínas y grasas y bajas o con no carbohidratos se convirtieron en furor por muchos años. Este tipo de dieta alta en grasas existe en la actualidad, y son la base de la Dieta Atkins ™.

Después de algunos retoques y ajustes, nació la dieta de South Beach ™ y se convirtió en otra dieta muy popular. La dieta de South Beach, después de una fase inicial de eliminación de ciertos tipos de alimentos, introduce e incluye, finalmente, opciones "buenas" de alimentos de los tres tipos de macronutrientes, lo que le permite al que hace dieta, más alternativas en sus selecciones de comida.

El comer proteínas provoca una sensación de llenura por lo que se tiende a comer menos, reduciendo la cantidad de calorías que se ingieren. Las proteínas y grasas también producen un estado de cetosis o acetonemia que actúa como un diurético, aumentando la eliminación de líquidos en todo el cuerpo, provocando la pérdida de peso, al menos, a corto plazo.

Todos estos tipos de dietas populares, además, calculan y controlan su contenido calórico y más importante aún, controlan el tamaño de las porciones que se ingieren. Otras dietas tienen portavoces famosos que juran por esa dieta en particular, que ellos respaldan, y que realmente lucen bien, habiendo logrado resultados dramáticos, cuando revelan sus fotos de antes y después. Mi preocupación con algunas de estas dietas es el alto contenido de sustancias y productos químicos que pueden contener. Mientras que ellas reducen las calorías y el tamaño de las porciones, algunas se fabrican desde semanas antes y están cargadas con potenciales sustancias obesogenicas. Sustancias como preservantes y colorantes y sabores artificiales que contribuyen a estados de inflamación crónica.

Además de las dietas mencionadas anteriormente, hay literalmente miles de otras dietas y algunas funcionan mejor para unos y no para otros.

Siempre he mirado y equiparado los diferentes tipos de dietas, a las diversas formulaciones de gasolina disponibles, que van desde regulares a alto octanaje y a diesel, para diferentes tipos de motores.

Un combustible que funciona bien para uno, no necesariamente funciona para otro, e incluso puede que sea perjudicial, debido a las características y necesidades individuales de cada motor. Asimismo, creo que nosotros como individuos, tenemos una predisposición genética o adquirimos algún tipo de resistencia a lo largo de la vida, tal vez como resultado de la exposición a alguna sustancia o toxina, que hace que los componentes de una dieta especifica no produzcan los mismos resultados para todos, ni los produzcan de la misma manera. Algo similar, quizás, a la función de resistencia a la insulina o resistencia a la leptina, mencionada anteriormente.

Un interesante concepto y uno para el campo de la genómica a desentrañar.

Lo cierto es que ha habido, hay y seguirá habiendo, confusión entre la gente, de cuál es el tipo de dieta que es más eficaz para reducir el peso y evitar ganarlo nuevamente.

Esta confusión sólo se hace más difícil porque la mayoría de los médicos entrenados en la medicina occidental, alopáticos, (como yo), nunca han recibido ninguna educación nutricional formal durante su entrenamiento en las escuelas de medicina y como tal, frecuentemente tienden a ser de poca ayuda para el paciente.

Es triste, pero la dieta y la nutrición, temas fundamentales y básicos en relación con el bienestar y con las enfermedades, y tan importantes como la anatomía, química y fisiología, no son enseñadas formalmente en nuestras escuelas de medicina.

En conclusión, la mayoría de las dietas populares normalmente son consumidas o mantenidas por un corto periodo de tiempo, limitado por su costo, la variedad, el logro o no de la meta o el aburrimiento. Con frecuencia, después de terminar estas dietas, la conexión de la mente y el cuerpo, se refuerza, provocando una mayor necesidad de alimentos que causa que nos complazcamos comiendo, incluso, cuando no se tiene verdaderamente hambre. Esto generalmente termina resultando en un efecto "yo-yo", donde uno tiende a perder y recuperar el peso periódicamente, y al parecer, engordando más con cada ciclo

Los alimentos como medicina

De acuerdo a algunos ejemplos vistos anteriormente, ya sabemos que no hay dudas de que el tipo y cantidad de alimentos que injerimos afecta a nuestra salud y bienestar.

El eminente historiador médico Henry E. Sigerist una vez señaló, que "no hay ninguna distinción marcada entre los alimentos y los medicamentos," y que ambas terapias, la dietética y la farmacológica "nacieron del instinto". (Sigerist, H., 1951. A History of Medicine, Vol. I, Primitive and Archaic Medicine. Oxford University Press, New York. Sigerist, H).

El concepto de utilizar alimentos como medicina no es nuevo.

Por más de 5000 años profesionales médicos de sistemas médicos completos, (que ven el cuerpo humano como un todo), como la práctica médica de Ayurveda, en la India y la medicina tradicional China, han utilizado los alimentos como medicina. Los antiguos griegos y romanos escribieron extensamente sobre el tema y fue Hipócrates, el padre de la medicina, el que escribió: "Que tu comida sea tu medicina y tu medicina sea tu comida."

La medicina Ayurvédica considera, que la combinación correcta, las proporciones y la calidad de los alimentos que consumimos, es el primer paso para lograr una vida sana y equilibrada.

De acuerdo con las enseñanzas de Ayurveda, los alimentos que consumimos regularmente, se convierten en medicina cuando son debidamente individualizados y optimizados, para satisfacer las necesidades constitucionales y los desequilibrios particulares que deben ser corregidos. Si los alimentos son usados indebidamente o se abusa de ellos, con el tiempo, pueden convertirse en causa de muchas enfermedades. La farmacología Ayurvédica utiliza hierbas, minerales, aceites, especias y otras sustancias naturales, así como productos de origen animal, ya sea solos o combinados, como base de su sistema de curación.

Esta enseñanza médica, que en la actualidad sigue en práctica en muchas partes del mundo, es más relevante y quizá más importante hoy en día, que lo que siempre ha sido.

La Medicina tradicional China (TCM), tiene más de 4000 años y tuvo sus orígenes en la filosofía taoísta de China. De acuerdo con esta filosofía, el hombre es una parte esencial e integral de la energía natural y al ser distanciado o separado de ella produce una falta de armonía física, mental o emocional. Así la TCM ve la enfermedad, como una expresión del ser individual, fuera de balance con las leyes fundamentales de la naturaleza. En cualquier momento en que un individuo este fuera de balance, se favorece el desarrollo de una enfermedad.

El concepto de dos fuerzas fundamentales, aparentemente opuestas y complementarias, conocidos como el Ying y el Yang, y que están presentes en todos los objetos, es un concepto importante de la TCM. Por lo tanto, la curación consta de diferentes modalidades que incluyen movimiento, meditación, dieta y estilo de vida. La orientación, acupuntura y/o hierbas, todos son utilizados con el fin de tratar de restaurar el equilibrio y la armonía, a un cuerpo, mente o espíritu disfuncional.

El Yellow Emperor's Classic of Internal Medicine, escrito alrededor de 3000 AC., fue el texto médico más importante en la formación de la base de la terapia basada en los alimentos, en China. Los alimentos, según este antiguo libro de texto médico, también desempeñan un papel dominante en la salud y el bienestar de las personas.

En este texto se clasifican los alimentos en cuatro grupos alimenticios, y en cinco grupos, de acuerdo con el sabor particular de los alimentos y la composición y características particulares del alimento. También se señala la importancia de comer una cantidad o proporción correcta entre alimentos ying y alimentos yang, para mantener el cuerpo en equilibrio y libre de enfermedades.

Además de hablar y explicar sobre la importancia de los alimentos como parte de un tratamiento, ambos sistemas médicos tradicionales, también aprenden a ver al individuo no como un enfermo, sino como un ser continuo, físico, mental y espiritual, todos los cuales necesitan ser abordados y tratados conjuntamente para poder encontrar el equilibrio, la armonía y la salud.

Ellos comparten, junto con la medicina integrativa, la creencia de que el cuerpo tiene una capacidad innata para curarse por sí mismo, creencia que lamentablemente no se enseña, ni siquiera es mencionada, en los currículos de la escuela de medicina Occidental.

Con una historia tan rica y extensa, que puede rastrear y documentar el abrumador uso de la alimentación y la nutrición para preservar la salud y tratar enfermedades y dolencias, es más bien triste y sorprendente como nuestra sociedad ha llegado a depender de costosos productos químicos y medicamentos, para todas nuestras dolencias y dar a los alimentos tan poca o ninguna consideración.

PARTE 2

Cómo cambiar nuestros hábitos, y lo que podemos hacer para mantenernos saludable

Diferentes tipos de dietas

Dieta de eliminación

Como acabamos de mencionar, los alimentos se pueden utilizar para curar y otras veces los alimentos pueden causar enfermedades. Hay muchas enfermedades y condiciones médicas donde mantener o excluir un componente de un macronutriente determinado, no sólo es recomendable sino también necesario, para lograr restablecer la salud. Dietas que eliminan un componente alimenticio determinado se denominan dietas de eliminación.

Ya usted sabe que todas las dietas para perder peso que existen, son del tipo de dieta de eliminación, donde un determinado componente, ya sea la grasa, la proteína, los carbohidratos o una combinación de ellos, se reducen o se eliminan totalmente, en esa dieta en particular. Sin embargo este tipo de dieta de eliminación, es normalmente usada para perder peso y no se prescribe como un tratamiento directo para una enfermedad en particular. Esa es la diferencia entre una dieta de pérdida de peso y una dieta de eliminación, empleada para el tratamiento de una enfermedad específica.

Mencionaremos algunos ejemplos de condiciones médicas que utilizan dietas de eliminación como parte del tratamiento médico.

Sensibilidad al gluten/Enfermedad celíaca.

Un estudio del NIH del 2004 encontró que 1 de 133 personas padecen de sensibilidad al gluten, o ½ a 1% de la población. La gran mayoría de estos enfermos, que algunos estiman que es alrededor del 90%, no están diagnosticados porque presentan o manifiestan síntomas atípicos.

La enfermedad celíaca es una enfermedad autoinmune donde nuestro sistema inmunológico se vuelve contra sí mismo y se "activa" en contra del componente de proteína presente en el trigo, cebada y centeno, produciendo eventualmente daños en el revestimiento del intestino delgado, que lleva a problemas en la absorción de nutrientes y produce síntomas digestivos.

Personas que sufren de la enfermedad celíaca y sensibilidad al gluten desarrollan deficiencias de hierro, calcio y vitaminas solubles en grasas, produciendo deficiencias de estos componentes en el organismo. Anemia por deficiencia de hierro, osteopenia y osteoporosis debido a la deficiencia de calcio, son hallados frecuente en estos pacientes. Irritabilidad, molestias, la clásica hinchazón o distención abdominal, estreñimiento, dolor abdominal, fatiga, dolores de cabeza, erupciones cutáneas, todos estos son síntomas inespecíficos que se ven en la sensibilidad al gluten. A menudo estas condiciones pueden ser diagnosticadas erróneamente como otro tipo de enfermedad, en lugar de sensibilidad a algún alimento.

Los médicos y pacientes deben considerar los alimentos como una posible causa de estas condiciones y que muchos de los síntomas de los cuales ellos padecen, evolucionan con el tiempo.

El tratamiento para esta condición no debe recaer en medicamentos, sino más bien, en la eliminación del trigo, cebada y centeno, así como de productos que contienen trigo, de la dieta, de por vida.

La enfermedad inflamatoria intestinal (IBD) se compone de un grupo de condiciones inflamatorias que afectan al intestino delgado y al colon. Dos entidades separadas conforman el IBD y estas incluyen: la colitis ulcerativa (UC) y la enfermedad de Crohn (CD).

Se ha encontrado que los pacientes con UC tienen una concentración significativamente mayor de sulfuro de hidrógeno en el intestino. Las principales fuentes dietéticas de azufre son las que se encuentran en alimentos de alto contenido en proteínas como carnes rojas, nueces, productos lácteos y conservantes en comidas procesadas.

La enfermedad de Crohn, en lugar de estar asociada con el consumo de proteínas, se atribuye a una dieta alta en carbohidratos y azúcares refinados, la que precede el desarrollo de esta condición en la mayoría de los casos, mientras que las grasas modificadas del tipo trans fat pueden ser una causa contribuyente de esta condición. (Journal of clinical gastroenterology 19(2):166-71, Dietary and other risk factors of ulcerative colitis. A case-control study in Japan).

Una vez más, además de medicamentos, el tratamiento de estas dos condiciones comprende también una dieta de eliminación, eliminando el componente alimenticio en particular que las causa, de la dieta (las proteínas en la UC y los azúcares y carbohidratos en Crohn).

Una reducción o eliminación de proteínas, también forma parte del tratamiento a pacientes con insuficiencia renal.

El asma infantil esta frecuentemente relacionada y agravada por la ingestión de productos lácteos. Además del uso de medicamentos, el evitar y sustituir la leche de vaca ha resultado en la resolución de muchos de los síntomas del asma.

Incluso, la eliminación o reducción de micronutrientes constituye un componente importante del tratamiento médico, como es el caso de la restricción o eliminación de la sal, en aquellos pacientes con insuficiencia cardíaca y/o un corazón débil, así como en el tratamiento para el control de la presión arterial.

Los pacientes con síndrome de intestino irritable (IBS), a menudo informan el desarrollo de síntomas asociados con la ingestión de ciertos tipos de alimentos y la ausencia de síntomas cuando evitan esos alimentos. Con frecuencia, el tratamiento médico primario de IBS incluye el evitar y eliminar alimentos que puedan potencialmente desencadenar los síntomas, como son la harina, productos lácteos, azúcar y otros carbohidratos fermentados, que se absorben mal.

En la esofagitis eosinofílica, una dieta de eliminación que elimina los alérgenos alimentarios, ha resultado ser el tratamiento preferido para resolver esta condición que está asociada con el reflujo gastro-esofágico o acidez estomacal.

Estas son sólo algunas de las muchas enfermedades y condiciones médicas que se benefician y son positivamente afectadas por un cambio en los alimentos consumidos.

Dietas Oligoantigenicas

Me gustaría mencionar otro tipo de dieta, comúnmente conocida como dieta oligoantigenica. "Oligo" en griego significa simplemente "unos pocos" y antígeno es, una sustancia que provoca una respuesta inmunológica. Una dieta oligoantigenica, es un tipo de dieta de eliminación, en la que se eliminan alimentos que están asociados potencialmente con reacciones alérgicas o intolerancias a diferentes alimentos. Una eliminación basada en un método de prueba y error, en función de eliminar los alimentos precisos, de entre varias posibles sustancias que se creen sean la causa que provoquen una reacción inflamatoria aguda y malestar, cuando se ingieren.

Sustancias alérgenos comunes incluyen, productos lácteos, huevos, maíz, soja, trigo, maní, mariscos, chocolates y productos cítricos. Después que los alimentos son eliminados de la dieta, son reintroducidos lentamente, uno por uno, a fin de ir estrechando el círculo alrededor del alimento culpable de causar efectos adversos. Esto constituye la base de una dieta oligoantigenica. La dieta oligoantigenica trata de identificar sustancias quimicas como aditivos, colorantes y otras formas de toxinas, responsable de producir la reacción.

Como se mencionó anteriormente, la mayoría de los médicos pediatras saben que un común desencadenante y causante del asma infantil, son los productos lácteos y la leche de vaca. A menudo el asma es una manifestación frecuente de intolerancia a la lactosa. Es interesante observar que los mamíferos son típicamente la única especie que bebe leche después del nacimiento y mientras son muy jóvenes. (Es interesante señalar que como resultado de esto, el gen responsable de la capacidad para procesar y digerir la lactosa, se desactiva lentamente después de la infancia, a medida que envejecemos, lo que resulta en una intolerancia a la lactosa en la vida adulta).

Muchos niños asmáticos mejoran notablemente y permanecen libres de asma simplemente mediante la eliminación de productos lácteos de su dieta. A menudo, incluso, sin tener una reacción positiva a un panel de alergia, pues estas pruebas de diagnóstico son a veces inexactas. (Una prueba de alergia "normal", negativa o no reactiva, no debe nunca ser considerada como un resultado definitivo y concluyente, por encima de los síntomas persistentes observados en un individuo en respuesta a ciertos alimentos).

Las dietas oligoantigenicas han sido investigadas en muchas condiciones como migrañas, epilepsia y estados de hiperactividad y han sido utilizadas con éxito para reducir complejos y problemáticos síntomas.

En un estudio publicado en la revista médica Lancet, 76 niños hiperactivos fueron tratados con un dieta oligoantigenicas. 62 mejoraron, y en 21 de ellos, se logró un rango normal de comportamiento. Otros síntomas, como dolores de cabeza, dolor abdominal y la adaptabilidad, a menudo, también mejoraron. 28 de los niños que mejoraron completaron un estudio doble ciego, cruzado, controlado con placebo, en que fueron reintroducidos alimentos que se pensaban causaran los síntomas. En conclusión, 48 alimentos resultaron ser sospechosos de causar la hiperactividad, incluidos los colorantes artificiales. (The Lancet, Volume 325, Issue 8428, Pages 540-545).

En otro experimento oligoantigénica, 78 niños con hiperactividad fueron colocados en una dieta de eliminación oligoantigénica. Cincuenta y nueve mejoraron su comportamiento durante la fase abierta de la prueba. Los resultados del experimento cruzado demostraron que los alimentos provocadores, empeoraron significativamente las evaluaciones del comportamiento y deterioraron el desempeño en el test sicológico.

Pudiera ser que la mayoría de los casos de hiperactividad y de trastornos de déficit de atención en niños, compartan un componente de la dieta y alergia alimentaria como el desencadenante o sostenedor de los síntomas.

Durante los pasados 20 a 30 años la migraña aumentó entre un 6 y 11% en los niños y de un 25 a 40% en los adultos y de nuevo, han sido factores dietéticos, como el mayor consumo de café, aspartame u otras sustancias químicas en bebidas de dieta, aditivos alimentarios y el consumo de alcohol en menores de edad, las posibles explicaciones. (Mar 25, 2003 Millichap JG, Yee MM. The diet factor in pediatric and adolescent migraine. Pediatr Neurol 2003;28:9-15).

Otro estudio evaluó el papel de las dietas oligoantigenicas en 63 niños con epilepsia; 45 niños tenían epilepsia con migraña o comportamiento hiperquinético. De los 45 niños que tenían epilepsia con dolores recurrentes de cabeza, síntomas abdominales o comportamiento hiperquinético, 25 dejaron de tener convulsiones y 11 tuvieron menos convulsiones durante el tratamiento con dieta oligoantigenica. (Oligoantigenic diet treatment of children with epilepsy and migraine. Egger J, Carter CM, Soothill JF, Wilson J. J Pediatr. 1989 Jan;114(1):51-8).

Otros estudios oligoantigenicos han demostrado que la leche y quesos hechos de leche de vaca produjeron dolores de cabeza en la mayoría de los pacientes en estudio, pero ninguno se quejó de dolores de cabeza después de sustituir el queso con queso de cabra. Este es otro ejemplo de que nuestro sistema inmunológico se activa por una determinada sustancia, en este caso, es muy probable, que sea una proteína en la leche de vaca, y que luego puede permanecer estimulado durante toda la vida, resultando en muchas enfermedades crónicas.

A pesar de estos ejemplos y de una multitud de otros ejemplos publicados en revistas científicas, y libros de texto médicos, muchas personas laicas, así como algunos médicos y académicos, continúan encontrando este concepto de alimentación/nutrición, controvertido, en gran parte debido a la falta de un conocimiento básico de la nutrición.

Dieta Cetogénica Alta en Grasa

Sólo para demostrar la importancia de la nutrición y los alimentos que ingerimos en las funciones de nuestro cuerpo, mencionaré la dieta cetogénica alta en grasa. Este tipo de dieta ha existido y se ha conocido, desde los años 20, después de que alguien notó una reducción en las convulsiones epilépticas asociada a períodos de ayuno. Con el tiempo, el ayuno fue reemplazado por el consumo de grasas, ya que la descomposición de este macronutriente produce un cambio químico en el cerebro similar al ayuno.

Esta es una dieta muy especializada que no debe ser consumida o tratada por el público en general.

Es una dieta muy alta en grasas, desarrollada como un tratamiento para niños con epilepsia refractaria, que es una forma de epilepsia que no ha podido ser controlada con medicamentos.

Esta dieta alta en grasas consiste en reemplazar una dieta saludable y balanceada, por una que consta de un 80% o más de grasas saturadas.

Esta es una dieta que va en contra de todo lo que hemos estado enseñando y lo que hemos estado recomendando. Sin embargo los neurólogos pediátricos están encontrando éxito en reducir el número y la duración de los ataques de epilepsia, en epilepsia refractaria, con este tipo de dieta.

Funciona de la siguiente manera. Como ya se ha mencionado las células de nuestro cuerpo, especialmente las células del cerebro, las neuronas, necesitan de glucosa para su funcionamiento. Consumiendo una dieta alta en grasas, se conmuta la fuente de energía basada en la glucosa y en su lugar la energía proviene de las grasas. Esto resulta en un estado de cetosis, similar a lo que ocurre en la diabetes no controlada, cuando no hay suficiente insulina para metabolizar apropiadamente la glucosa, lo que resulta en un aumento del metabolismo de las grasas. Aunque no se sabe aún cómo la cetosis provoca una reducción en los episodios convulsivos, los niños sometidos a esta dieta han demostrado una mejoría significativa.

La Dieta Antiinflamatoria.

El propósito de este libro es el de introducir la idea de que ciertos tipos de alimentos producen inflamación crónica, que con el tiempo y la predisposición genética, pueden dar lugar a una gran variedad de enfermedades comunes. El tipo de dieta y la nutrición que elegimos, son vitales en la preservación y recuperación de nuestra salud y bienestar y deben ser incluidas como parte de cualquier tratamiento médico.

Según el American College of Medicine:

"Hay una creciente evidencia científica que demuestra el efecto positivo sobre la salud de dietas que son altas en frutas, verduras, legumbres y granos enteros, y que incluyen pescado, nueces y productos lácteos bajos en grasa. En estas dietas no se necesita restringir el consumo de grasas mientras se eliminen las calorías en exceso y se enfatiza predominantemente en los aceites de origen vegetal que son bajos en grasas saturadas y libres de aceites parcialmente hidrogenados.

La Dieta Mediterránea tradicional, en la que el aceite de oliva es la principal fuente de grasa, incluye estas características dietéticas".

Una dieta de tipo antiinflamatorio toma sus principios fundamentales y su base, de la dieta mediterránea tradicional, así como de las dietas de los indios Inuit en Groenlandia, ya que ambas son altas en grasas buenas y se componen de una selección de alimentos naturales y saludables.

En una dieta antiinflamatoria se evitan los alimentos procesados, cargados con productos químicos y conservantes. Se evitan los azúcares y las grasas saturadas y los alimentos que son altos en calorías y de pobre valor nutricional.

La dieta antiinflamatoria es cualquier dieta que nos permite utilizar los alimentos a nuestro favor mientras que se disminuyan los riesgos para el desarrollo de cánceres y enfermedades crónicas.

Es la forma en que todos deberíamos comer, desde la cuna hasta la tumba. Debería de formar la nutrición básica de las personas que estén interesadas en ser saludables y mantener su bienestar. En ella se nutren nuestros cuerpos y almas en lugar de engordar nuestros vientres.

Hay alimentos cargados con vitaminas, minerales y sustancias químicas naturales llamadas fitonutrientes, que son antioxidantes naturales. Estos alimentos son aquellos que son frescos, sin transformar y cultivados de forma orgánica, tanto como sea posible, sin pesticidas ni otros aditivos químicos. Se trata de alimentos que se cultivan en pequeñas cantidades, durante más tiempo y en condiciones naturales. Alimentos que son lo opuesto completamente de los productos alimenticios procesados, altamente refinados que hemos estado consumiendo durante las últimas décadas como esas hamburguesas o sándwich de pollo o pescado de a $2 dólares, que vienen con una gran bebida azucarada y papitas. Donde aparentemente recibimos mucho y barato, donde de forma inmediata se obtiene más por menos, pero que a la larga termina costándonos un alto precio en salud.

En una dieta antiinflamatoria se puede comer una gran selección de <u>todas</u> las categorías de macronutrientes, sin necesidad de contar números, limitar los tipos de alimentos, tener que mezclar y combinar, suscribirse a algo o evitar alguna cosa. Es volver a los fundamentos de la nutrición 101 y al sentido común.

"No hay enfermedad que pueda tratarse a través de una dieta que deba tratarse por ningún otro medio"

~ Moses Maimonides (1135-1204)

El Estudio de los Siete Países

Ancel Keys PhD, es el nombre de uno de los pocos científicos e investigadores médicos del que nadie probablemente nunca ha oído hablar, pero cuyas contribuciones a nuestra comprensión de la salud y la nutrición, verdaderamente lo hacen un gigante entre muchos.

Dr. Keys fue el primero en asociar y hacer una conexión entre la ingestión de ciertos tipos de grasas y el colesterol, con el desarrollo de enfermedades cardiovasculares. Esta asociación la reconoció después de estudiar los altos índices de enfermedades cardiovasculares entre los hombres de negocios estadounidenses de mediados de la década de los 40. En ese momento, estos se consideraban algunos de los mejores alimentados y mejor nutridos, en comparación con las personas en la Europa de la post-Guerra.

Sin embargo, el Dr. Keys encontró que estos europeos, tuvieron tasas más bajas de enfermedades cardiovasculares, debido específicamente, a la escasez de alimentos durante los años de la Guerra.

Dr. Keys comenzó a hablar acerca de esto, sobre los alimentos saludables y la relación de alimentos bajos en grasas, similares a los de una dieta de tipo Mediterráneo, con tasas de salud, pero no fue hasta la década del 90 con el incremento en la tasa de enfermedades cardíacas en las naciones industrializadas, que la gente comenzó a darse cuenta de sus observaciones.

Para probar aún más esta observación, de que un mayor consumo de grasa traía un aumento en enfermedades cardiovasculares, se inició en el 1958 un gran estudio prospectivo llamado El Estudio de los Siete Países. Este fue el primer estudio que examinó las relaciones entre el estilo de vida y la dieta, y las enfermedades coronarias y los accidentes cerebrovasculares, en diferentes poblaciones, de diferentes regiones del mundo. Pero no sólo identificó las causas de las enfermedades coronarias del corazón y de las apoplejías, sino más importante aún, fue el primer estudio en demostrar que los factores de riesgos de un individuo pueden ser modificados y cambiados. Fue el Estudio de los Siete Países el que demostró que a un mayor consumo de colesterol aumentaba el riesgo cardiovascular, así como descubrió una asociación entre los niveles de colesterol mayores, el sobrepeso y la obesidad, con un aumento de la mortalidad por cáncer, todas estas asociaciones, se siguen demostrando hoy en día.

Entre los resultados de este estudio, también se dio a conocer, lo que hoy día, se conoce como la Dieta Mediterránea.

Entonces ¿qué es exactamente la Dieta Mediterránea, por qué la gran publicidad y alboroto?, y ¿Funciona?

La Dieta Mediterránea tiene su nombre de los países alrededor del mar Mediterráneo, donde la mayoría de los efectos beneficiosos del estilo de vida y de los patrones de alimentos, fueron primeramente observados por Dr. Keys, mientras estaba estacionado en el sur de Italia. La dieta se basa en los patrones de comidas típicas del sur de Italia, Grecia, Creta y España observados durante la década del 60, ya que lamentablemente hoy en día, muchas de esas mismas regiones sufren índices de enfermedades crónicas, que se acercan a los Occidentales, debido principalmente a la adopción de nuestros hábitos dietéticos y estilo de vida.

La dieta antiinflamatoria, como la Dieta Mediterránea, está basada en alimentos frescos como verduras, frutas, cereales, frutos secos, legumbres, productos lácteos, quesos y yogures de producción local, vinos tintos, carnes rojas magras en cantidades reducidas, pollos criados de forma natural y en mínimas a moderadas cantidades, pescado fresco y grasas, principalmente productos de aceite de oliva, en cantidades moderadas a altas.

Todo fresco, sin transformar, sin refinar y lo más cerca de su estado natural como sea posible, para poder beneficiarse de su alto contenido de nutrientes. Alimentos cultivados orgánicamente, o de forma lo más natural posible.

La conmoción y publicidad alrededor de la Dieta Mediterránea tiene que ver con el hecho que fue una de las primeras "dietas" que cambió y revertió enfermedades crónicas que se desarrollaban como resultado del consumo de alimentos. En el momento en que la Dieta Mediterránea fue descrita por primera vez, Estados Unidos estaba en medio de una economía en crecimiento y expansión. Era el momento de la post Guerra, post privaciones y dificultades y post sacrificios. Del día a la noche, nuestro país pasó del racionamiento y la escasez, a la abundancia y hasta a la comodidad de ser servidos dentro de sus mismos automóviles en restaurants tipo drive in, donde se estaciona el coche y los servidores vienen a tomarle las ordenes y servir a los ocupantes.

Con la prosperidad, como el tiempo y la historia de nuestra nutrición han demostrado, nos transformamos en una sociedad que prácticamente gira en torno al comer. Esto, agregado a un estilo de vida cada vez más sedentario, ha resultado en convertirnos en individuos sobrepasados de peso, obesos y poco saludables.

Pero, lo qué es viejo, es nuevo otra vez y así reapareció el interés en una nutrición y unas dietas más saludables y por tanto un resurgimiento de las dietas Mediterráneas y antiinflamatorias.

Y hoy en día esto es relevante porque como se ha explicado, existe una asociación y correlación directa entre la inflamación crónica y las enfermedades.

Soluciones rápidas

Como médico practicante en Estados Unidos en el siglo 21st, nos hemos convertido en especialistas de enfermedades. Tenga en cuenta que no estamos entrenados para ser sanadores, como Hipócrates, Galeno, Hopkins y los otros fundadores y grandes pensadores de nuestra profesión, sino que nos hemos convertido en unos especialistas de enfermedades.

Como cardiólogo, se mucho sobre el corazón y las enfermedades cardiovasculares, pero no me pregunte demasiado acerca de las causas de los dolores de cabeza, para eso será necesario enviarlo a un neurólogo. Malestar de estómago?, a un gastroenterólogo. Debilidad muscular? A un neurólogo. Depresión y melancolía?, a un siquiatra. Que triste verdad? Podemos diagnosticar y manejar síntomas complejos y muy específicos de nuestra rama de especialidad médica, pero pregúntenos algo mundano, inespecífico pero común y con frecuencia es mas fácil de remitir a otro especialista! Una vez más, hemos perdido el arte de sanar y curar al individuo.

Y lo que he encontrado a través de los años y mis estudios es que, muy a menudo la curación y sanación comienza con la cabeza (los pensamientos) de nuestros pacientes e incluye al corazón y al alma (lo que siente emocionalmente).

Asimismo, la gente en los Estados Unidos parece ser adicta a los medicamentos. No sólo tratamos todo con pastillas, sino que muchos creen sinceramente que la salud y el bienestar están al final, y se logra a través, de un pomo.

Es por estas razones que le denomine, a esta sección, soluciones rápidas, porque queremos alivio rápido y sin tener que poner de nuestra parte.

Es tiempo ya de parar esta locura.

Ahora bien, que sucedería si nosotros mismos, pudiéramos comenzar a tomar el control de nuestra propia salud y bienestar, sin tener que contar con los médicos, enfermeras, y otros "provedores de cuidados médicos" y sin tener que tomar tanta medicina.

Que sucedería si pudiéramos adquirir y tuviéramos los conocimientos para poder realizar cambios que nos llevara a tener una mejor salud y bienestar? No creen que valdría eso la pena?

Es por eso que el cambio de nuestra dieta, para una de tipo natural, saludable, y anti-inflamatoria es tan valiosa para toda la familia.

Seguir una dieta de tipo antiinflamatorio es la única cosa que NOSOTROS, podemos decidir hacer por nosotros mismos en el momento en que queramos y cuando lo decidamos. Este simple cambio nos permite tomar el control de nuestro propio destino y de ser un participante activo en el cuidado de nuestra propia salud y bienestar, y no hay ningún regalo mejor que este.

Es por eso que nuestra dieta, la nutrición y la calidad de nuestros alimentos es más importante hoy en día que lo que nunca ha sido. Y a diferencia de muchos otros tratamientos, es económico, no tiene efectos secundarios y podemos ser tan intensos o tan flexibles como queramos.

Como resultado de nuestra comprensión de la Dieta Mediterránea hemos llegado a reconocer que no todos los macronutrientes o alimentos son malos. De hecho, la Dieta Mediterránea nos ha demostrado y en esto consiste una dieta de tipo antiinflamatoria, la importancia de incorporar todos los macronutrientes; grasas, carbohidratos y proteínas en nuestras dietas.

No evitar nada, ya que la salud se mantiene consumiendo alimentos de las tres categorías de alimentos. Lo importante es aprender a identificar y elegir las grasas buenas, los carbohidratos buenos y las proteínas buenas. De nuevo se trata de elegir y permitir que los alimentos trabajen para nosotros, ofreciéndonos sus nutrientes, satisfaciendo nuestra hambre y disminuyendo la inflamación debido a su contenido de antioxidantes naturales (fitonutrientes), que promueven la salud.

Recuerde que una vez, la grasa fue el enemigo público número uno de la salud, que tenía que ser evitada a toda costa, lo que condujo a la moda de los alimentos sin grasa (fat free) y bajos en grasa (low fat). Como todos sabemos ahora, eso no llego a funcionar muy bien. Hay que evitar las grasas malas, como las grasas saturadas y las grasas artificiales del tipo trans fat que han sido utilizadas demasiado frecuentemente en la industria alimenticia. Estas grasas malas tenemos que reemplazarlas por grasas buenas como aceites de oliva, aceite de semillas de lino y aceites con contenido alto de omega 3.

No necesitamos evitar los carbohidratos, simplemente aprender a conocer la diferencia entre los que se descomponen rápidamente (menos saludables), como el pan blanco, arroz blanco, pastas y comidas azucaradas y los que se descomponen lentamente y de forma más consistente (más saludables), como el pan de grano entero, integral o pan de trigo, el arroz negro, integral o marrón. Por último, podemos elegir carnes rojas magras, carnes blancas, pescado, o proteínas de origen vegetal, en lugar de la gran cantidad de carnes rojas baratas, hamburguesas y otras carnes rojas que consumimos, que contienen grasas saturadas.

Una vez más, muchos de nosotros puede encontrar muy confuso y abrumador saber qué comer, ya que todos recibimos mensajes diversos, y aparentemente contradictorios, a diario, especialmente debido a las dietas de pérdida de peso populares, así como a los muchos productos de pérdida de peso promocionados, que dicen garantizar la pérdida de peso aun sin dieta.

Lo esencial es evitar extremos y reconocer que lo que nuestros cuerpos necesitan para mantener una salud y nutrición adecuada, es consistencia y continuidad. No hay soluciones mágicas, ni remedios mágicos. Siempre habrá ventajas y desventajas, con la mayoría de los productos para bajar de peso. Podemos perder peso hoy, a expensas de daños que aún desconocemos, en los años venideros, debido a productos dietéticos "revolucionarios" que usamos.

No existe tal cosa como una pérdida de peso rápida y natural, ya que la pérdida de peso afecta a cada sistema de órganos y el eventual efecto "yo-yo" (el ciclo de rebajar de peso, engordar, rebajar y engordar) de por sí, es otro estimulante de procesos inflamatorios.

Aunque la mayoría de los datos sobre los efectos a largo plazo de todos las diversas dietas populares de pérdida de peso muestran un retorno del peso perdido previamente después de terminar esa dieta, una dieta antiinflamatoria permite mantener el peso rebajado y de nuevo, lo más importante, con una dieta antiinflamatoria se ha demostrado que se pueden revertir enfermedades cardíacas y muchas otras enfermedades crónicas.

Imagínese, alimentándose en camino a una vida más saludable. ¡Qué concepto!

Mencionare brevemente que el término de "La Paradoja Francesa" que se le ha asignado por algunos a la dieta Mediterránea basado en el hecho de que es una dieta donde se consume una gran cantidad de grasa, pero los índices de enfermedades cardiovasculares son bajos en comparación con dietas occidentales donde también se consumen cantidades similares de grasas.

En mi opinión, sin embargo, esta asociación y calificación de la Dieta Mediterránea, es incorrecta, ya que La Paradoja Francesa es un término dado a la observación de una dieta, típica en Francia, alta en grasas saturadas y que resulta en una menor incidencia de enfermedades cardiovasculares.

Una vez más, el consumo de una dieta alta en grasas saturadas y el encontrar que los índices de enfermedades cardiovasculares y enfermedad de las arterias coronarias, son bajos, es una paradoja que va en contra no sólo de las conclusiones del Estudio de los Siete Países sino también en contra de los estudios Framingham y del Nurses Health Study, todos los cuales han demostrado las asociaciones de las enfermedades cardiovasculares con factores de riesgo, que incluyen grasas en la dieta.

Las grasas que se consumen en una dieta del tipo Mediterráneo o antiinflamatoria provienen principalmente de aceite de oliva, peces y plantas, que son grasas mono saturadas que son cardio-protectoras, así como altas en omega 3 o grasa buena. Razón por la cual realmente no hay ninguna paradoja, porque como ya sabemos, no todas las grasas son iguales.

"Un médico trata la enfermedad, un buen médico trata al paciente con la enfermedad"

~ Sir William Osler (1849-1919)

Macronutrientes

Como ya se ha dicho, todos los alimentos que consumimos pueden clasificarse en tres categorías principales o clases.

Estas incluyen, proteínas, carbohidratos y grasas. Algunos también han incluido el alcohol como una cuarta categoría de macronutrientes, pero para nuestro propósito, entraremos en detalle acerca de los tres tipos de macronutrientes que comprenden los elementos que se encuentran en un plato típico de comida.

Estos macronutrientes pueden ser consumidos ya sea como elementos individuales como arroz (carbohidrato), soya (proteína), aceite de oliva (grasa) o más comúnmente como partes de una combinación, como cuando solicitamos platos de comida típica. Por ejemplo el pastel de carne o meatloaf (proteínas y grasas) y su salsa (grasa), se suele servir con puré de papas, hortalizas y pan de maíz (carbohidratos) o una cena con bistec, donde el filete se compone básicamente de proteínas pero contiene un alto porcentaje de grasa. Un combo de hamburguesa, por lo general viene con carne de res (proteínas y grasas), con soda (carb) y papas fritas (carb frito en grasa).

La próxima vez que coma fuera en un restaurante, observe cómo los elementos del menú consisten de proteínas servidos con acompañantes de carbohidratos, y que la mayoría de las proteínas contienen grasas o la grasa se agrega de alguna forma para completar la comida.

Estas tres categorías se denominan macronutrientes porque son los principales tipos de alimentos, que las personas consumen en grandes cantidades, de ahí viene lo de "macro".

Los macronutrientes son los nutrientes que proporcionan la mayor parte de las calorías y de la energía necesaria, para mantener las funciones metabólicas del organismo.

1. Proteína

Carnes, carnes rojas, pollo, pavo, cerdo, cordero, cabra, pato, salchichas, son todos proteínas de origen animal. Hay proteínas de origen vegetal que incluyen la soya, edamame, nueces, semillas, legumbres, frijoles (habichuelas).

Las proteínas son compuestos orgánicos cuya estructura está formada por aminoácidos. A su vez, los aminoácidos son compuestos formados por moléculas de carbono, hidrógeno, oxígeno, nitrógeno y un grupo amino. La organización y composición de los aminoácidos están bajo el control genético. (Esta es la razón por la cual hay muchas enfermedades hereditarias cuya causa es una deficiencia o una alteración de una o más proteínas).

La digestión y la descomposición de las proteínas comienza cuando las enzimas presentes en nuestra saliva empiezan el proceso mientras masticamos el alimento, y este proceso continua en la medida en que el bolo alimenticio, como se le llama, viaja hasta el estómago donde enzimas gástricas adicionales, presentes en el jugo gástrico, finalizan la descomposición de este macronutriente en sus componentes básicos, los aminoácidos.

Los aminoácidos son importantes porque pueden ser metabolizados para producir otras sustancias y generar energía o se pueden incorporar en proteínas. Hay alrededor de 22 diferentes tipos de aminoácidos encontrados en las fuentes de alimentos y en el cuerpo. De estos 22 aminoácidos, 14 pueden ser sintetizados o producidos a partir de los otros 8. Estos 8 son los que se consideran, y son conocidos, como aminoácidos esenciales, porque el cuerpo no puede producirlos a partir de otras sustancias, y por lo tanto, necesitan ser adquiridos a través de los alimentos que comemos. Además de su importante papel en la formación de proteínas, los aminoácidos también desempeñan un papel importante en la regulación de los diferentes procesos metabólicos en el cuerpo y también funcionan como enzimas.

Las necesidades nutricionales de cada uno de los aminoácidos, varían dependiendo de la edad y el estado nutricional del individuo.

Las proteínas son necesarias para el crecimiento y el desarrollo de los tejidos y músculos, especialmente las necesitan los niños durante el crecimiento y las mujeres embarazadas que tienen un ritmo metabólico elevado. Entre los pacientes hospitalizados y aquellos que se encuentran en condición crítica, especialmente los que sufren de quemaduras, enfermedades crónicas y problemas abdominales/digestivos, se incrementan las necesidades nutritivas diarias de proteína. Las proteínas forman también parte integrante de la reparación celular de los tejidos, en la función inmunológica de nuestro cuerpo, en la síntesis de hormonas y como fuente de energía cuando no se tiene acceso a los carbohidratos.

Las proteínas provenientes de carne animal contienen todos los aminoácidos esenciales, mientras que las proteínas obtenidas a través de una dieta vegetariana, varían en el contenido de aminoácidos. Es por eso, que los vegetarianos necesitan complementar sus dietas con diferentes tipos de suplementos proteicos de origen vegetal, especialmente omega 3, vitaminas y minerales.

Todos sabemos que la carne de origen animal está compuesta principalmente por proteínas, pero tenemos que reconocer también que cualquier carne, especialmente la carne roja también contiene diversas cantidades de grasa saturada, y es la cantidad y la localización de la grasa en el pedazo de carne, lo que diferencia a los distintos cortes de carne.

Es la grasa saturada la que contribuye a los niveles elevados de colesterol y constituye un factor de riesgo para el desarrollo de enfermedades cardiovasculares, diabetes, apoplejías y procesos inflamatorios que forman la base de muchas otras condiciones médicas crónicas.

La carne roja no debe eliminarse de la dieta, pero uno debe considerar limitar su consumo a no más de una vez por semana. Las carnes rojas procesadas que se han asociado con un índice de cáncer mayor, son carnes que se cocinan hasta achicharrarlas lo que provoca la formación de sustancias químicas llamadas aminas heterocíclicos que son una causa de cáncer.

Recuerde también que una porción "normal" de carne consiste en aproximadamente 8 onzas. Lo que habitualmente nos sirven en los restaurantes es una porción de carne de res que tiene un promedio de entre 12 a 16 onzas, y a menudo más. Todos conocemos la existencia de restaurantes que normalmente sirven un bistec u otro plato de carne, que consiste de una libra o aún más y viene servido con acompañamientos que cuando se suman, aumentan el nivel total de calorías y de contenido de grasa. De esta forma, otra vez, obtenemos una satisfacción rápida al comer, pero pagaremos por nuestras indulgencias más tarde en la vida.

Los productos lácteos como la leche contienen proteínas, pero también contienen grasa y carbohidratos.

Una alternativa algo más saludable que la de las proteínas de la carne roja, son las proteínas que provienen de la carne blanca, como pavo, pollo y pescado. Peces como el salmón, la macarela y las sardinas contienen menos grasas saturadas y contienen altos niveles de grasas saludables llamadas omega 3.

Otras importantes fuentes de proteínas, especialmente para las personas con recursos limitados o que desean evitar las carnes rojas, como los vegetarianos, son las legumbres o frijoles (habichuelas). Los frijoles son una rica fuente de proteínas y sin la grasa saturada que normalmente acompaña a la carne roja. Otros productos cuya popularidad va en aumento debido a su alto valor nutritivo y múltiples beneficios para la salud, son los productos a base de soya o soja.

Soya

La soya ha sido consumida por más de 5000 años en el continente asiático y especialmente en China, donde en su momento la soya fue considerada una de las 5 plantas más sagradas, debido a sus múltiples usos, especialmente a su uso como fuente de alimento.

La soya fue introducida en Europa en el siglo XVIII y, de ahí fue traída a los Estados Unidos. Aquí no se empezó a cultivar hasta después de la Primera Guerra Mundial y, a continuación, durante la época de la gran depresión de los años 30, durante los años de pobreza. Poca gente recuerda que el magnate de autos, Henry Ford fue un importante inversionista y promotor de la soya e incluso fabricó un vehículo con componentes de plásticos, basados en soya.

La soya en Estados Unidos en la actualidad se está consumiendo más porque es una fuente de proteínas que no contiene grasas saturadas y es alta en el tipo de omega 3, ácido alfa-linoleico. Los productos de soya vienen en una gran variedad que incluye el edamame, que es la soya verde, sin madurar, en su vaina, la harina hecha de soya molida, el tofu que puede ser servido caliente y licuado como una sopa de miso, o frío como leche de soya.

Yo le recomendaría encarecidamente, que si tiene una oportunidad, pruebe la leche de soya. Yo no soy muy valiente en probar comidas nuevas, o que son diferentes y fuera de lo tradicional, pero la leche de soya con sabor a vainilla en realidad es sabrosa y merece la pena por lo menos probarla.

Al igual que el maíz, la soya también se encuentra como componente en muchos alimentos y productos que utilizamos hoy. La soya se utiliza en la fabricación de fórmulas de comidas para bebé, de margarina, yogurt, helados, queso y ocasionalmente se utiliza como "relleno", mezclada con carne, para fabricar hamburguesas y otros productos alimenticios, como una forma de reducir el costo de la carne, mientras se mantiene el contenido en proteínas y el sabor intacto. Otros usos de la soya incluyen el vodka de soya, cosméticos y mezclada como componente en los alimentos de ganado.

Lo bueno, lo mixto y lo malo en cuanto a la soya.

Lo bueno.

Algunos han llamado a la soya, una proteína completa ya que posee todos los aminoácidos esenciales que nuestro cuerpo necesita. Esto hace a la soya una importante fuente de proteína para los veganos y los vegetarianos.

La soya, como las frutas multicolores y los vegetales, contiene sustancias llamadas fitonutrientes, que son sustancias que se encuentran en plantas y que actúan como agentes anticancerígenos y anti-oxidantes. Estos fitonutrientes encontrados en la soya incluyen muchos tipos de isoflavonas, que son nutrientes específicos de la planta en particular y tienen un efecto antioxidante protector. La soya contiene una alta concentración de ácido fítico, que tiene funciones antioxidantes y quelante, que conllevan una disminución en los niveles de inflamación, diabetes y algunos tipos de cáncer. Un meta-análisis, publicado en el New England Journal of Medicine en 1995, vinculó el consumo de proteínas de soya, con una reducción en los niveles de colesterol total, colesterol malo (LDL) y triglicéridos. (NEJM, vol. 333, No. 5. August 3, 1995).

Otro de los fitonutrientes encontrado en la soja son los esfingolípidos, que pueden ser útiles para reducir el riesgo de cáncer de colon. (Symolon H, Schmelz E, Dillehay D, Merrill A (1 May 2004). "Dietary soy sphingolipids suppress tumorigenesis and gene expression in 1,2-dimethylhydrazine-treated CF1 mice and ApcMin/+ mice.". J Nutr 134 (5): 1157–61).

Lo mixto

Los frijoles de soya también contienen genistein y daidzein que son sustancias parecidas a las hormonas de estrógenos, que han recibido una evaluación ambivalente. Algunos investigadores y médicos creen que estas sustancias pueden ser pro-cancerígenas, mientras que otros parecen pensar que son protectores contra el cáncer. Y esto es tal vez la razón de la confusión y preocupación por la ingestión de la soya que existe, especialmente en las mujeres post menopáusicas y aquellas que han tenido cáncer del seno.

Se han realizado más de 20 estudios epidemiológicos examinando la relación entre el consumo de la soya y el riesgo del cáncer de mama, todos con resultados mixtos.

Dos estudios recientes encontraron que cuando se consumen productos de soya en la infancia o en la adolescencia, mientras que aún está en desarrollo el tejido del seno, se reduce de un 25-50% el riesgo de cáncer de mama en la edad adulta, o sea que el consumo de soya ejerció un efecto protector. (Korde LA etal. Childhood soy intake and breast cancer risk in Asian American women. Cancer Epid, Biomarkers and Prev 2009;18:1-9), (Wu AH, Am J Clin Nutr 2009).

Obviamente este es un resultado positivo para el consumo de soja.

Los médicos han recomendado tradicionalmente a las mujeres post menopáusicas, y a las que tienen un historial de cáncer de mama o aquellos que están tomando medicamentos moduladores de los receptores de estrógeno, como el tamoxifeno, que eviten la soya, ya que esta se une competitivamente a la acción de los mismos receptores de estrógeno que estos medicamentos contra el cáncer están tratando de limitar. Sin embargo nuevos estudios desafían la suposición de que la soya puede ser perjudicial en esta población de mujeres con cáncer de mama. Un estudio reciente publicado en 2009 encontró que entre las mujeres chinas con cáncer de mama, el consumo de alimentos de soya estaba significativamente asociado con la disminución del riesgo de muerte y la recurrencia del cáncer de seno. (Shu XO, Zheng Y, Cai H, Gu K, Chen Z, Zheng W, Lu W. Soy food intake and breast cancer survival. JAMA: 302(22):2437-43 Dec, 2009).

Entonces, como lo demuestra la literatura más reciente, la probabilidad de que la soya sea perjudicial para las personas con cáncer de mama puede ser pequeña o inexistente. Una buena recomendación sería la de buscar por el internet artículos de investigadores, instituciones o universidades de nombre y alta reputación científica, y de hablar con su médico o con un especialista de cáncer, de medicina integrativa o nutricionista, sobre el consumo de soya en estas situaciones específicas.

Lo malo

El inconveniente de la soya es que aunque la soya contiene la saludable omega 3, también contiene una gran cantidad de ácidos grasos del tipo omega 6. Mientras que necesitamos consumir ambos, omega 6 y omega 3, con ligeramente un poco más de omega 6 que de omega 3, nuestra dieta Occidental, basada en alimentos procesados, fritos, y que son altamente manipulados y tratados químicamente, contiene en exceso cantidades de omega 6.

Por ejemplo 100 gramos de aceite de soya contiene 7 gramos de omega 3 y 51 de omega 6. (wikipedia.com).

El mensaje debiera ser que la soya es una segura y gran fuente de proteínas que no tiene grasas saturadas y está cargada con nutrientes beneficiosos, pero debe ser consumida con moderación e incluida como parte de una dieta saludable del tipo antiinflamatoria donde los beneficios superan los riesgos.

Los frijoles de soya, el tofu, tempeh o tempe y la leche de soya son cuatro grandes fuentes de proteínas de soya que pueden ayudar a reducir el dolor y la inflamación.

Por lo tanto, en cantidades <u>normales</u>, el consumo de soya es recomendable como una fuente alternativa y asequible de proteínas, que es saludable.

Es necesario mencionar, que al igual que a la leche de vaca, el maní y otros alimentos, puede haber personas que sean alérgicos a la soya, por lo que se recomienda probarla inicialmente en pequeñas cantidades.

De acuerdo con el USDA, del 10% a 35% de las calorías que consumimos debe provenir de una fuente de proteínas.

Siempre intente elegir proteínas magras y limitar el contenido de grasa.

Las proteínas proporcionan 4 kilocalorías por gramo, de energía.

Las proteínas están presentes en toda la materia viva.

Las proteínas normalmente hacen que nos sintamos más llenos después de consumirlas, lo que les da a ellas el más alto índice de saciedad. Lo que esto significa es que la proteína tiende a llenarnos más rápido y así tendemos a comer menos y consumir menos calorías.

Muchas dietas de reducción de peso se han basado en un alto contenido de proteínas. Mientras que este tipo de dieta alta en proteínas trae como resultado la pérdida de peso, esto ocurre principalmente porque hacen que el individuo se sienta lleno más rápido y por lo tanto coma menos. Los resultados a largo plazo, de dietas alta en proteínas, si los hay, son aún desconocidos y las conclusiones de los investigadores son contradictorias.

Por ejemplo, la proteína es necesaria para la formación adecuada de los huesos, pero algunos estudios han vinculado el consumo excesivo de alimentos de alto contenido en proteínas con el desarrollo de la osteoporosis, debido a una mayor excreción del calcio en la orina, mientras que otros estudios no han demostrado tal asociación.

Personas con insuficiencia renal, fallo renal o pre diálisis deben tener cuidado con la cantidad de proteínas que ingieren ya que la función renal empeora y puede causar toxicidad, en estos pacientes. Personas que sufren de colitis ulcerosa deben evitar las carnes rojas, embutidos, huevos, grasas y alimentos fritos, porque estos pacientes tienen dificultad en la eliminación del sulfuro de hidrógeno, un subproducto de la descomposición de la proteína, que tiende a acumularse en el lumen o interior del intestino, causando aún más malestares gástricos y posibles complicaciones.

Carnes procesadas

Dentro de las carnes procesadas están incluidos nuestros favoritos tradicionales, como perros calientes, tocino, salchicha, salchichón, embutidos o fiambres y carnes enlatadas. Se les dice "procesadas" porque contienen un agente químico llamado nitrito de sodio, agregado como conservante, para controlar el brote de bacterias y como un potenciador del color.

Cualquier producto cárnico que ha sido alterado por conveniencia o para variar su sabor cae en la categoría de "carne procesada" y bueno, aquí se incluye casi todo.

Esta sustancia química, no se agrega a los productos de pescado o pollo.

Los nitritos son peligrosos porque se pueden convertir en el estómago en nitrosaminas, que son conocidos agentes carcinógenos.

El alto consumo de carnes procesadas se asocia con mayor incidencia de canceres de esófago, pulmón y cáncer gástrico debido al contenido de esta sustancia química que puede convertirse en nitrito y sufrir más adelante una conversión tóxica a sustratos reactivos pro cancerosos.

Se recomienda si desea, la lectura adicional del artículo: Nitrate, bacteria and human health en la revista, Nature Reviews Microbiology 2, 593-602 (July 2004).

Algunos hasta han manifestado, que las carnes procesadas son demasiado peligrosas para el consumo humano.

Un estudio de la Universidad de Hawaii del 2005 encontró que las carnes procesadas aumentan el riesgo de cáncer de páncreas en un 67%.

Embutidos

Los embutidos son aquellas carnes que son preservadas con sal, azúcar, nitratos, nitritos y luego ahumado. Técnicas, que se aplican a las carnes para preservarlas y saborizarlas. Estos productos químicos pueden causar daño directo a la mucosa gástrica lo que se asocia a la relación entre el consumo de carne

curada y cáncer gástrico. (Key TJ, Schatzkin A, Willett WC, Allen NE, Spencer EA, Travis RC. Diet, nutrition and the prevention of cancer. Public health nutrition 7(1A):187-200 Feb, 2004).

Carnes carbonizadas

Cuando las carnes se cocinan a altas temperaturas, o son quemadas, como puede ocurrir normalmente mientras se cocinan en una barbacoa, a la parrilla o se fríen, se producen unas sustancias llamadas aminas heterocíclicos, que son compuestos que dañan el ADN celular y contribuyen al desarrollo de cánceres de colon y estómago.

Dicho esto, quiero que todos sepan que no soy un alarmista y espero que nadie, después de leer esto, llegue a la conclusión, que este libro alienta a evitar y dejar de comer carnes y alienta, en cambio, a comer sólo ramitas y yerbas ya que no es el caso. Yo como carne roja de vez en cuando, respeto a aquellos a quienes no la comen, y mi intención es sólo informar y educar, con la información existente, y que muchos desconocen, por lo que es usted quien en última instancia, el que toma una decisión educada de lo que quiere comer.

2. Carbohidratos

Los carbohidratos comprenden el segundo grupo de macronutrientes.

Son sustancias compuestas de azúcares simples que vienen en diferentes formas y composiciones e incluyen azúcares, almidones y fibra dietética.

Alimentos que vienen en una amplia gama y distintas variedades, muchos de los cuales parecen no estar relacionados entre sí y no tener nada en común.

Los carbohidratos incluyen la leche, yogur, refrescos, dulces, caramelos, siropes artificiales, azúcar, arroz blanco, pan blanco, pasta blanca y postres, así como también frutas naturales y verduras, arroz integral, avena, granos, cereales naturales, panes de grano duros o patatas con cascara y otras sustancias que se descomponen en azúcares. Como se muestra en esta breve lista, los alimentos son diferentes y diversos.

Los primeros once elementos mencionados arriba son carbohidratos de baja calidad nutricional que contribuyen al aumento de peso y a la obesidad y que deben evitarse tanto como sea posible, mientras que el resto se consideran mejores opciones que debemos tratar de consumir en más cantidad, cuando sea posible.

Los carbohidratos son nuestra principal fuente alimentaria de energía, y de hecho ese es el principal papel de los carbohidratos, proporcionar energía a los seres humanos. Los carbohidratos son una fuente barata de combustible, y se encuentran en prácticamente cualquier planta. Dependiendo del país, el nivel de recursos económicos, la cultura y la accesibilidad y movilidad de la población, los carbohidratos tienden a ser la principal fuente de alimentación en la dieta de la mayoría de la gente, proporcionando entre un 50 al 65% de la ingesta calórica para los seres humanos en todo el mundo, haciendo a los carbohidratos el macronutriente que más se consume diariamente a nivel mundial.

Los carbohidratos pueden clasificarse de varias maneras.

Los carbohidratos pueden clasificarse en soluble o digerible como los almidones y azúcares, e insoluble o indigeribles, como las fibras.

Otra clasificación divide a los carbohidratos en grupos, según el número de unidades individuales de azúcares simples que los componen, por ejemplo: monosacáridos, disacáridos, polisacáridos.

Los polisacáridos posteriormente se clasifican como simples y complejos.

Algunos de los monosacárido más frecuentemente consumidos en nuestra dieta incluyen sustancias como la glucosa (dextrosa), galactosa y fructosa (levulosa).

Estos tres azúcares compuestos de 6-carbonos, que se explicaran con mayor detalle brevemente, son conocidos como monosacáridos, porque son moléculas de azúcares simples, que biológicamente forman la unidad más simple de azúcar.

Mediante la combinación de dos moléculas de monosacárido o azúcares simples juntas, se forma una molécula de carbohidrato más grande llamada disacárido.

Los disacáridos incluyen la lactosa, que es el azúcar presente en la leche y los productos lácteos. La lactosa está formada por la combinación de glucosa con galactosa. La maltosa, que es el resultado de la combinación de 2 moléculas de glucosa, la sacarosa (azúcar de caña) es el resultado de una molécula de glucosa y una molécula de fructosa y la lactulosa que es el resultado de una molécula de fructosa y otra de galactosa combinadas.

Las personas con deficiencia de lactasa no pueden digerir este componente de la leche y pronto desarrollan intolerancia a los productos lácteos.

Es interesante saber, que los adultos que no pueden digerir o tolerar productos lácteos y son intolerantes a la lactosa, son intolerantes debido a una mutación genética, ya que el gen que codifica la actividad de la lactasa está presente normalmente sólo durante la infancia y se va desactivando lentamente a medida que envejecemos.

Los oligosacáridos son carbohidratos que contienen de 3 a 10 azúcares simples vinculados entre sí. En la salud humana, estas moléculas han adquirido especial atención debido a su dificultad en ser desglosadas en nuestro sistema digestivo. Estas sustancias son capaces de alcanzar el colon, prácticamente intactas y sin digerir (parecido a la fibra), permitiendo el crecimiento de ciertas cepas de bacterias buenas, como las que se han mencionado previamente. Por lo tanto, los oligosacáridos sirven para permitir el crecimiento de colonias de bacterias saludables, a las que se les dio el nombre de prebióticos.

Los prebióticos se definen como ingredientes de alimentos no digeribles que estimulan el crecimiento y/o la actividad de bacterias en el sistema digestivo en formas beneficiosas para la salud. Esto difiere de probióticos que son microorganismos "vivos" que son ingeridos.

El resultado final de ambos, será un aumento en el número de bacterias de ácido lácticas (lactobacilos) y de bifidobacterias, los tipos más comunes de bacterias digestivas beneficiosas para la salud.

Los polisacáridos son carbohidratos dispuestos en un arreglo recto o lineal, compuestos por monosacáridos y disacáridos.

Otra forma de clasificar los a carbohidratos es la de categorizarlos como carbohidratos simples o complejos.

Carbohidratos simples es un término dado a estructuras compuestas principalmente de mono y disacáridos, y los complejos, son estructuras de moléculas de azúcar más grandes o polisacáridos. Estas clasificaciones son confusas y se evitan normalmente ya que los alimentos pueden pertenecer o tener componentes de ambos. Hay también otras clasificaciones estructurales, que son pertinentes a la molécula de azúcar.

Una forma mejor de describir y clasificar los carbohidratos es por sus efectos funcionales.

Los efectos funcionales de un carbohidratos, nos permite obtener una mejor comprensión de la diferencia entre los carbohidratos buenos, versus los carbohidratos malos, que es lo que es importante que tengamos en cuenta al consumir una dieta saludable. También merece la pena observar que todos los carbohidratos, independientemente de su complejidad o estructura molecular, se absorben sólo en su forma básica, de monosacárido.

También debemos recordar que independientemente de cómo se clasifica un carbohidrato o en qué categoría lo agrupemos, la conclusión es que todos los carbohidratos son simplemente moléculas de azúcar de diversos tamaños.

Ahora, aquí está la presentación básica de cómo los carbohidratos son digeridos y voy a intentar hacerlo fácil de entender. La insulina es una hormona segregada por el páncreas en respuesta a los niveles circulantes de glucosa en sangre. La función principal de la insulina es en la regulación del metabolismo de los carbohidratos y grasas del cuerpo y en contrarrestar u oponerse a la acción de las hormonas generadoras de la hiperglicemia.

La insulina mueve el azúcar circulante de la sangre hacia las células donde se almacena.

Existen otras hormonas reguladoras y mediadores químicos secretados en respuesta a una comida de hidratos de carbono, pero la insulina es la más importante.

Cuando consumimos alimentos compuestos por carbohidratos, este macronutrientes se digiere y se descompone en sus componentes básicos de glucosa para luego entrar en el torrente sanguíneo donde los resultantes niveles elevados de glucosa producen una respuesta adecuada de insulina, o se almacenan como glucógeno en el hígado y los músculos. Una vez que todos los almacenes de glucógeno están llenos, cualquier ingestión de carbohidratos continua, dará lugar a la síntesis de ácidos grasos, con el exceso de la glucosa convertida en grasa y almacenada como grasa, para ser usada posteriormente. Con el consumo continuado de carbohidratos, nuestro páncreas llegará a un punto donde simplemente no puede continuar con la secreción adecuada de insulina en respuesta a los continuos elevados niveles de glucosa circulando en sangre y ocurre una resistencia a la insulina.

En estas situaciones, es cuando podríamos necesitar empezar a tomar medicamentos diabéticos de forma oral primero, y luego, con la administración de insulina, como está ocurriendo cada vez más, para ayudar al páncreas, a medida que este deja de funcionar y no es capaz de poder satisfacer las demandas de insulina requerida por el cuerpo.

En ausencia de insulina, las células del hígado, músculos y tejidos grasos, no pueden utilizar la glucosa, y en su lugar se utilizan las grasas de los almacenes de grasa del cuerpo como fuente de energía. (Este proceso, con el tiempo, en personas con diabetes dependiente de insulina, produce una serie de efectos metabólicos que se traduce en un aumento de los niveles de azúcar en la sangre, pérdida de peso, micción frecuente, deshidratación, debilidad, y en el desarrollo de sustancias químicas, producto de la descomposición de la grasa circulante, llamadas cetonas, que si se dejan sin control y sin chequear pueden conducir a la muerte).

Ahora, analicemos los efectos opuestos. Aumentando la cantidad de insulina o simplemente reduciendo la cantidad de carbohidratos que comemos, el cuerpo finalmente empezará a utilizar los almacenes de glucógeno como su fuente de energía y los niveles de azúcar en la sangre comienzan a declinar. Aumentando la utilización de glucógenos por medio del ejercicio y reduciendo las cantidades de carbohidratos con una dieta saludable, los niveles de azúcar seguirán disminuyendo y se estabilizaran, así como también se estabilizara la secreción de los niveles de insulina, produciendo un efecto beneficioso. Este proceso, donde el cuerpo cambia su fuente de energía de los carbohidratos almacenados (como glucógeno) y en su lugar utiliza y quema la grasa, se llama cetosis nutricional y es un proceso que es responsable de la pérdida de peso en dietas bajas en carbohidratos.

Carbohidratos buenos, carbohidratos malos.

Dependiendo del tipo, o mejor aún, de la calidad de un carbohidratos (o azúcar) en particular, que consumimos, el páncreas segregara insulina, para mantener los niveles de azúcar circulantes en la sangre bajo control, ya sea en rápidas y cortas ráfagas o en forma constante y continua, dependiendo de la velocidad con que se descomponen los carbohidratos a sus componentes de azúcares.

Cuando consumimos carbohidratos de baja calidad, como azúcar, pan blanco, refrescos y otros alimentos que contienen azucares simples, refinadas y procesadas, nuestros niveles de glucosa en la sangre aumentaran rápidamente después de consumirlos. Alimentos como ciertos granos largos con mucho almidón o alimentos inflados que constan o consisten de superficies grandes, también darán como resultado una gran cantidad de moléculas de azúcar y un aumento resultante en la secreción de insulina.

Esto es porque los carbohidratos de baja calidad son estructuras simples que son fácilmente descompuestas por nuestras enzimas gástricas y liberadas en el torrente sanguíneo rápidamente en ráfagas, creando altas (picos) y bajas irregulares, de los niveles de azúcar en la sangre. Cuando hay un aumento rápido de azúcar en la sangre o un pico, la insulina es secretada de la misma forma, rapidamente y en una cantidad grande para poder reducir la carga de glucosa.

Cuando hay una reducción en los niveles de glucosa en sangre o una baja, es cuando sentimos hambre y esto es un desencadenador que estimula nuestro apetito para hacernos comer con el propósito de corregir los niveles bajos de glucosa. El nivel bajo de glucosa en sangre, es el principal estímulo para nuestro centro del hambre que se encuentra en el hipotálamo, lo que provoca que comamos.

Y los carbohidratos de baja calidad, han sido el tipo de carbohidratos que típicamente hemos estado consumiendo en grandes cantidades durante las últimas décadas.

Los refrescos han sustituido al agua, las patatas fritas han reemplazado a las ensaladas, barras de dulces y golosinas han reemplazado a las frutas. Un patrón de consumo de alimentos poco saludables, alto en calorías y azúcares refinados, que nos llena por un corto tiempo, y que conduce a un ciclo de aumento de la frecuencia del hambre y a comer más.

Este es el patrón típico, del tipo de comida Occidental, comida rápida, consistente de alimentos altamente procesados y fritos que nosotros hemos estado comiendo y son gran parte de la razón de nuestros niveles de obesidad y enfermedades relacionadas con la obesidad.

El resultado final es que la insulina es secretada en ráfagas frecuentes para regular y controlar las elevaciones erráticas de azúcar, lo que es común con los carbohidratos malos que componen nuestra dieta poco saludable.

Esto produce un círculo vicioso de nuestro cuerpo, que continuamente trata de equilibrar y mantener un nivel normal o constante de glucosa en la sangre (euglucemia). Es la irregularidad de los niveles de glucosa con sus altas y bajas y la posterior coincidente secreción de insulina para corregir esta situación, lo que provoca el hambre y la inflamación. Inflamación causada por un aumento de la glicación, ácidos grasos y eicosanoides proinflamatorios, todas, sustancias químicas que se producen en nuestros cuerpos, durante el proceso de descomposición de los alimentos.

También se cree que los macrófagos, los glóbulos blancos mencionados anteriormente, juegan un importante papel inmunológico, liberando mediadores químicos llamados citoquinas que también contribuyen al desarrollo de la inflamación crónica.

El carbohidrato ideal es aquel que se digiere lenta y consistentemente. Como las moléculas de un carbohidrato que es complejo, que tardará tiempo en descomponerse y lo hará de una forma uniforme. Este tipo de carbohidrato, dará como resultado una liberación constante, uniforme y continua de insulina, sin las ráfagas y altas y bajas. Este tipo de hidratos de carbono es lo que se considera un carbohidrato bueno y es ejemplificado por los carbohidratos que se encuentran en cereales integrales, verduras y frutas frescas. De nuevo, una aparente gran variedad de alimentos con casi nada en común en su aspecto exterior, pero todos de similar composición interna, ya que cada uno se compone de moléculas de azúcares llamadas carbohidratos.

La tasa de degradación o digestión de los hidratos de carbono, se mide por el índice glicémico y la carga glicémica, los que se explicarán en breve.

Glucosa

De todos los azúcares mencionados, la glucosa es el carbohidrato más importante para nosotros, porque es el carbohidrato favorecido, utilizado por la mayoría de las células y tejidos del cuerpo y es el combustible exclusivo del cerebro.

El papel de la glucosa es tan vital e importante para las funciones metabólicas del organismo, que en condiciones donde hay escasez de glucosa, el cuerpo puede convertir proteína y grasa en este azúcar, por un proceso denominado gluconeogénesis, que literalmente significa "la creación de azúcar nueva".

Otra razón por la que es importante saber sobre los carbohidratos y los azúcares, es el hecho de que estamos consumiendo cantidades enormes de ella. Nuestro consumo de azúcar ha aumentado constantemente en los últimos decenios, principalmente por el alto contenido de azúcares procesados que se encuentran en los alimentos procesados. Algunos han estimado el consumo de azúcar en los Estados Unidos en alrededor de 126 libras al año por persona, o 2-3 libras por persona, por semana. (http://www.healingdaily.com/detoxification-diet/sugar.htm).

Esta cantidad no debe venir de sorpresa, ya que los azúcares procesados pueden ser encontrados como un ingrediente, enumerado, en prácticamente todas las etiquetas nutricionales, así como en muchos productos alimenticios que ni siquiera tienen un sabor dulce.

Fructosa

La fructosa es el tipo de carbohidrato o azúcar que se encuentra en las frutas, las verduras y la miel. Consumimos fructosa en su forma natural, cuando comemos productos como frutas. La fructosa, es también una gran fuente de fibra, que es otro tipo de carbohidrato saludable o bueno, muy beneficioso como ayuda para la digestión.

Las fuentes naturales de fructosa incluyen frutas, manzanas, peras, moras, miel, uvas y caña de azúcar.

Sirope de maíz de alta fructosa

La ciencia y la tecnología condujeron a la creación de un tipo artificial de edulcorante derivado del grano de maíz, llamado sirope o jarabe de maíz de alta fructosa (HFCS). La ventaja de este producto sobre el azúcar fue que debido a la abundancia y bajo costo del maíz subsidiado, HFCS podían ser fabricados en grandes cantidades y utilizados como un sustituto de la fructosa y otros azúcares naturales. HFCS se encuentran en la mayoría de los alimentos procesados y enlatados que consumimos hoy en día, incluidos innumerables alimentos que no saben dulce, que contienen grandes cantidades de carbohidratos y azúcares refinados. Muchos culpan a este indiscriminado uso de HFCS por el aumento de las epidemias de obesidad, diabetes y otras enfermedades crónicas.

Por qué??

Mientras que cada célula del cuerpo puede metabolizar la glucosa, la fructosa debe ser descompuesta y metabolizada solamente en el hígado.

Cuando la fructosa entra al hígado, el hígado esencialmente detiene todos los demás procesos en el que está trabajando en ese momento, para metabolizar la fructosa. El consumo de fructosa se traducirá en menores niveles de insulina y leptina y mayores niveles de grelina. Si recuerda, en la sección de hormonas que se originan de la grasa, se mencionó la función de la leptina y la insulina en la disminución del apetito, mientras que la grelina, (una hormona producida por el estómago y el páncreas), aumenta el apetito, lo cual es la razón por la que algunos sospechan que consumir mucha fructosa contribuye al aumento de peso.

El excesivo consumo de fructosa, principalmente en forma de HFCS, también ha sido culpado por el aumento de casos de hígado graso no alcohólico, así como de algunos casos de gota y lo más importante es que se ha asociado con los niveles altos de triglicéridos, así como en la producción de niveles de resistencia a la insulina que es a menudo un estado de pre-diabetes.

Fibra

Mientras que el azúcar es un tipo de carbohidrato digerible, la fibra es un carbohidrato indigerible.

La fibra es el componente de carbohidratos indigerible de las plantas y viene en dos formas, solubles e insolubles.

La porción soluble de la fibra puede o bien descomponerse parcialmente con extrema dificultad en el tubo digestivo o como ocurre más a menudo, pasar por el tracto digestivo en su totalidad, con poco o ningún desglose o avería. La porción soluble de la fibra que logra desglosarse y descomponerse se fermenta en el colon y es la sustancia que normalmente produce gas. Como ya se mencionó, la fibra funciona como un prebiótico, porque su movimiento lento por el tracto digestivo hacia el colon, permite a las bacterias saludables o bacterias buenas, crecer y multiplicarse.

La fibra soluble tiende a unirse con los ácidos biliares en el intestino, ayudando a disminuir los niveles de colesterol.

Fuentes de fibra soluble incluyen ciruelas pasas, pasas, ciruelas, guisantes, centeno, semillas de chía, cebada, avena, bayas, moras, verduras de raíz y psilio, entre otros.

La porción insoluble de la fibra, como su nombre indica, no puede ser descompuesta y viaja intacta a través del tracto digestivo, absorbiendo fluidos a lo largo de su tránsito, aumentando y ocupando más volumen intestinal que tiende a producir una sensación de llenura. La celulosa, (el más abundante, compuesto orgánico natural), la hemicelulosa, que se encuentra en salvado y granos enteros y la lignina (componente de la pared celular de las plantas), son tipos de fibras insolubles. Es este tipo de fibra, el que ayuda a la evacuación de la materia fecal y de los desechos de los restos de la descomposición de las sustancias alimenticias ingeridas, a su paso por el tracto digestivo, funcionando como si fuera un limpiador natural del intestino.

Alimentos fuentes de fibra insoluble son: trigo, salvado de maíz, vegetales como apio, judías verdes, coliflor, plátanos, la cáscara de la papa, granos enteros, nueces y semillas.

Los efectos beneficiosos de la fibra son bien conocidos e incluyen el ayudar a reducir los niveles de cáncer de colon, disminuyendo el desarrollo de divertículos intestinales, y el alivio del estreñimiento y de hemorroides. La fibra también disminuye los riesgos cardiovasculares, incluyendo ataques al corazón, inhibiendo la absorción de colesterol y grasa en el intestino. (JAMA: 275 (6): 447-451).

También ayuda a disminuir los niveles de glucosa en sangre, al reducir la absorción de azúcares en el intestino delgado y debido a que los alimentos con un elevado contenido en fibra, son de un índice glicémico bajo, ayudan a reducir los índices de sobrepeso y obesidad, mediante la producción de un estado de secreción de insulina estable, lo que provoca una sensación de plenitud, llenura, todo lo cual hace que la persona pare de comer y consume menos calorías.

Aunque la fibra se recomienda como parte de una dieta saludable, consumir más de 50 gramos de fibra al día, no es recomendable, ya que el exceso de fibra puede impedir la absorción de otros nutrientes esenciales.

Muchas de las investigaciones que han sido publicadas, indican que los carbohidratos simples o "malos" son el principal culpable, responsable de la mayoría de los problemas de salud de la sociedad. Incluso hay muchas dietas de pérdida de peso, que han eliminado todos los carbohidratos de la dieta, pero como todos podemos reconocer ahora, se trata de un enfoque simplista y tonto.

Así como hay diferentes fuentes de proteínas, algunas más saludable y más beneficiosas que otras, también hay diferencias en los tipos de carbohidratos que podemos optar por consumir.

Vamos a omitir todas la confusiones y la desinformación acerca de evitar esto o aquello y reconocer que su cuerpo necesita consumir carbohidratos, como necesita consumir las proteínas y grasas, pero, una vez más, lo importante es comer los correctos y en la cantidad correcta.

Todo tipo de dietas de pérdida de peso, del tipo de eliminación, que eliminan los carbohidratos de la dieta, producen una pérdida de peso inicial debido a la cetosis que resulta de la descomposición de las proteínas y de los depósitos de grasa, lo que conduce a la pérdida de agua y líquido y eventualmente a la pérdida de músculo y, finalmente, pérdida de peso.

La cantidad de la masa muscular de la persona es importante, porque los tejidos musculares queman más calorías que otros tipos de tejidos. Esta es una razón por la que el entrenamiento con pesas (ejercicios anaeróbicos, o de resistencia), es bueno.

Se menciona esto, ya que una continuación sin control, de una dieta baja en carbohidratos dará como resultado, una disminución de la masa muscular y provocará una disminución del metabolismo del cuerpo.

Eventualmente, llegará un momento donde el cuerpo empezará a apetecer, necesitar y buscar carbohidratos de cualquier forma, y a medida que los vaya introduciendo en su dieta, típicamente en forma excesiva, comienza el ciclo de la secreción de insulina en ráfagas, lo que trae como consecuencia el hambre y la secreción de más insulina, que a su vez produce estados pro-inflamatorios, y conduce a ganar más peso, que a menudo es mayor que el peso con que inicialmente se comenzó.

El USDA recomienda que una persona no diabética, de peso normal, obtenga del 45 al 65% de sus calorías diarias de los carbohidratos.

Los carbohidratos son necesarios para la formación de coenzimas y del ADN. Son necesarios para el funcionamiento normal del cerebro, y para la función metabólica del corazón, los riñones, todos los músculos del cuerpo y la flora intestinal del tracto digestivo.

Como se ha mencionado anteriormente, la intensidad de la respuesta de insulina a la carga de carbohidratos varía, dependiendo de la calidad de la fuente de carbohidratos, la cantidad que se ingiera de alimentos, así como la genética de la persona.

Reacción de glicación

Otra de las razones por la cual la calidad de los carbohidratos que elijamos para consumir es importante, tiene que ver con una anormal y potencialmente dañina interacción que puede ocurrir entre las proteínas o grasas, con los carbohidratos, conocidas como reacciones de glicación. Estas reacciones pueden ocurrir ya sea dentro del cuerpo (glicaciones endógenas) o fuera del cuerpo (glicaciones exógenas). La acumulación de los productos finales de estas sustancias puede causar un entrecruzamiento o reticulado entre los carbohidratos y las proteínas. Esto es importante ya que pueden dar lugar a sustancias llamadas, productos finales de la glicación avanzada o AGES. Los AGES son importantes ya que han sido asociadas con enfermedades crónicas como cáncer, enfermedades cardiovasculares, neuropatías y la enfermedad de Alzheimer. La enfermedad de Alzheimer, por ejemplo, comienza con la formación de proteínas reticuladas en el cerebro y finalmente con otros depósitos de proteína pegajosas llamadas amiloide. Es otra indicación de por qué algunas personas con demencia o una enfermedad de Alzheimer leve, posiblemente podrán beneficiarse de un cambio en su dieta.

Además de dañar y alterar las estructuras celulares de los tejidos de los individuos afectados, estos AGES también liberan un subproducto de su interacción, en forma de peróxido de hidrógeno, que es muy perjudicial para los tejidos. Otro producto de estas reacciones de glicación es la hemoglobina glicada (HbA1c) también conocida como hemoglobina glucosilada, que es la que habitualmente se mide en los diabéticos para evaluar su nivel de control de glucosa.

Los diabéticos también tienen más probabilidades de desarrollar cataratas, que es otra forma de depósitos de proteínas entrelazadas, esta vez en el lente del ojo.

Pero los diabéticos no son las únicas personas que sufren de los efectos y consecuencias de las reacciones de glicación, las personas que comen muchos carbohidratos, o comen carbohidratos de baja calidad nutricional, son propensas a desarrollar AGES (productos finales de la glicación avanzada), porque ellos presentan más episodios recurrentes de niveles altos de glucosa en sangre, que es lo que se necesita para que estas reacciones se desarrollen.

Las AGES son pro-inflamatorias, aumentan los niveles de inflamación sistémica y facilitan el desarrollo de enfermedades crónicas.

Vale la pena repetir que los carbohidratos no deben excluirse completamente de la dieta, más bien lo que es sumamente importante, es el tipo de carbohidratos que nosotros deberíamos estar consumiendo y esto es especialmente importante para los diabéticos.

La selección y el consumo de carbohidratos saludables buenos, como la proteína magra y las grasas o aceites saludables, y no su eliminación, constituyen la base de una dieta antiinflamatorio.

Lo que queremos reconocer y hacer, es reducir o eliminar los alimentos que son pro-inflamatorias y llevan a un estado de inflamación crónica y en cambio comer alimentos saludables de los tres grupos de macronutrientes que son altos en gusto, sabor, valor nutritivo y que son antioxidantes y antiinflamatorios naturales.

Se han creado dos términos que permiten la identificación de los carbohidratos buenos y beneficiosos, y estos son: índice glicémico y carga glicémica.

Alimentos con un valor glicémico bajo, ayudan a mantener un control fisiológico normal, del metabolismo del azúcar y la secreción de insulina y pueden mejorar el efecto de la insulina endógena producida por el cuerpo.

Índice glicémico

El índice glicémico fue creado como manera de tener una forma de comparar los diferentes carbohidratos, porque como se mencionó anteriormente, los carbohidratos difieren en el contenido y tipo de azúcar. El índice glicémico le da un rango numérico a los alimento del 1 al 100, dependiendo de la intensidad con la que el azúcar en la sangre aumenta después de la ingestión de un tipo particular de carbohidrato, en comparación con un "estándar" o patrón de control, como la que se ve con la elevación de los niveles de glucosa que se produce después de comer una rebanada de pan blanco.

El índice glicémico, nos indica la rapidez, con el que un carbohidrato en particular, es convertido en azúcar. La calidad del carbohidrato, así como el contenido o la presencia de fibra en el alimento en particular, también influirá en el índice glicémico. Mientras mayor sea el número del índice glicémico, más rápido y más fácil de digerir será ese carbohidrato y como resultado, mas alto el nivel de azúcar circulante en la sangre y el ciclo resultante de ráfagas de insulina que se necesitará. Por lo tanto, cuanto mayor sea el índice glicémico asociado con un carbohidrato, peor será ese carbohidrato para nosotros.

Alimentos con un índice glicémico bajo son aquellos que tienen entre 1 y 55, los de un rango intermedio tienen entre 56-69 y alimentos con un índice glicémico alto están entre 70 y 99. En comparación, el índice glicémico del azúcar común es de 100. Normalmente, los carbohidratos buenos se encuentran en el extremo inferior del índice glicémico.

Alimentos de índice glicémico bajo son aquellos compuesto por granos y/o componentes densos y compactos, lo que los hace ser digeridos más lentamente. Como resultado de que la molécula es más compleja para descomponerse, su digestión tiende a ser más lenta y más completa, y el azúcar resultante se produce a un ritmo y nivel constante, permitiendo que la insulina sea secretadas en esa misma forma estable y nivelado en vez de en ráfagas. No hay picos altos en la secreción de insulina, sino más bien una secreción a un nivel continúo, sin alteración o variaciones drásticas, que es el patrón de secreción de insulina ideal.

Algunos alimentos con un índice glicémico bajo (ideal para consumir) incluyen:

Granos como la cebada, quinua, arroz integral, arroz negro, centeno, avena, trigo, espaguetis blanco, tortillas, trigo, pan de trigo o cebada.

Arroces de grano largo blanco, del tipo basamati, Doongara o moolgari, tienen un índice glicémico más bajo que el arroz blanco del tipo jazmín. La diferencia en el índice glicémico entre los arroces blanco está dada por el contenido y calidad del almidón o fécula, que forman el grano de arroz. (Seguro que usted ha visto la diferencia entre los diferentes tipos de arroz blanco, ya que el contenido de almidón es la razón por la cual algunos arroces se pegan más que otros).

Las frutas frescas, (no las enlatadas o procesadas con azúcares añadidos), como manzanas, albaricoques, cerezas, pomelos, uvas, naranjas, duraznos, ciruelas, ciruelas pasas, peras.

Verduras: zanahoria cruda, camotes o boniatos, guisantes. Frijoles: negro, blanco, granos de garbanzo, lentejas, soya. Cacahuetes y yogurt.

Algo curioso y a tener también en cuenta, es que la leche de vaca regular que tiene un mayor contenido de grasas saturadas, tiene un menor índice glicémico (IG: 11-40) que la leche descremada (IG: 25-48).

Esta es una lista parcial. Para obtener más información hay numerosos sitios de web en la Internet, incluyendo: www. glycemicindex.com.

Los beneficios de los alimentos de índice glicémico bajo incluyen: mantienen prolongados niveles de energía física, reducen el riesgo de enfermedades cardiovasculares y trastornos visuales, reducen el desarrollo de la diabetes de tipo 2, aumentan el colesterol bueno (HDL), mientras que reducen los niveles de colesterol malo (LDL) y triglicéridos, mantienen más estables los niveles de insulina circulante, así como ayudan a sentirnos llenos más rápido, lo que reduce la cantidad de alimentos que consumimos.

Y lo que es más importante, evitan la formación de sustancias pro—inflamatorias que contribuyen a la producción de una multitud de enfermedades.

Lo que debemos hacer, es aprender a identificar y elegir alimentos con índice glicémico bajo, ya que producen una elevación gradual y sostenida del nivel circulante de glucosa en la sangre y del nivel de insulina, que se asemeja más a la respuesta fisiológica normal.

Por el contrario, alimentos con índice glicémico alto son aquellos que son digeridos y descompuestos rápidamente dando como resultado alzas en el nivel de azúcar en la sangre, que requerirá una similar, marcada y, no fisiológica, secreción de insulina.

Como puede adivinar, los alimentos con un alto índice glicémico son los que se dividen rápidamente y que contienen azúcares simples, como pan blanco, frituras de maíz, copos y hojuelas de maíz (cornflaques), sodas(refrescos), edulcorantes artificiales, patatas blancas, puré de patatas, patatas fritas, arroz instantáneo, arroz blanco, pan blanco, galletas de dulce, donuts, cereales, sandía o melón de agua y productos que contienen grandes cantidades de azúcares refinados.

Carga Glicémica
A diferencia del índice glicémico, que da una clasificación numérica general de los alimentos basada únicamente en la

velocidad con que aumenta el nivel de azúcar circulante en la sangre, la carga glicémica nos da la cantidad de carbohidratos que contiene una porción de alimento determinada.

Tanto, el índice glicémico como la carga glicémica, nos ofrecen una mejor comprensión y un cuadro más completo de los efectos de los carbohidratos en nuestro nivel de glucosa en sangre.

La carga glicémica, indica la velocidad a la que un tipo particular de carbohidratos se convierte en azúcar, basado en la cantidad de carbohidratos contenidos en el alimento, que a su vez, está en función del tamaño de la porción.

Carga Glicémica = al índice glicémico x contenido de carbohidratos del alimento, dividido entre 100.

Al igual que el índice glicémico, la carga glicémica, está basada en un número.

Un alimento de baja carga glicémica tiene un valor entre 1 y 10, una carga glicémica intermedia entre 11-19 y a alimentos de una carga glicémica alta, se le asigna un valor por encima de 20.

Por ejemplo, una rebanada de sandía o melón de agua, contiene un índice glicémico alto de 72. Sin embargo, el contenido de carbohidratos del melón es sólo del 5%, ya que la mayor parte (el 95%) de la rodaja de melón se compone de agua.

Por lo tanto, ya que sabemos que la tajada de sandía está compuesta de sólo un 5% de carbohidratos, la carga glicémica para una tajada de sandía se espera que sea baja, y de hecho lo es, calculada en 3.5.

Una rebanada de pan blanco contiene un índice glicémico alto de 95, lo que significa que hará que el nivel de nuestra azúcar en la sangre tenga un alza y aumente rápidamente, pero el contenido de carbohidratos de la rebanada es del 50% (en este caso, es más alto que el de la sandía). Por lo tanto, teniendo en cuenta la mayor cantidad de carbohidratos, este alimento en particular, tendrá una mayor carga glicémica de 48.

Alimentos de baja carga glicémica (lo ideal), consisten en frutas y verduras que son altos en fibra, como cereales de salvado y frijoles. Alimentos de alta carga glicémica incluyen (de nuevo), patatas blancas, refrescos y cereales procesados de los que se usan para el desayuno, para mencionar sólo unos cuantos. Dietas de tipo Mediterráneo, y dietas de tipo antiinflamatorio tienen típicamente patrones de bajo índice glicémico y carga glicémicas.

Estos términos son útiles y se mencionan como herramientas adicionales que usted debiera reconocer, ya que mi objetivo es compartir con ustedes los conceptos que usted puede utilizar para tomar mejores decisiones a la hora de elegir sus alimentos.

No se sienta frustrado o confundido si no comprende claramente estos conceptos ahora. Yo también los encontré un poco confusos al principio y tuve que seguir leyendo, hasta que me sentí cómodo en entender los conceptos que ellos representan.

El índice glicémico y la carga glicémica se mencionan con frecuencia hoy en día, relacionados con temas de nutrición y por eso es importante mencionarlos. Animo a todos a seguir leyendo sobre estos temas, ya que hay una gran cantidad de información disponible, ya sea en la Internet o en librerías locales.

3. Las grasas

Finalmente llegamos a la tercera clase de macronutrientes, que son las grasas.

El consumo de grasas es importante porque, aunque deliberadamente no nos sentamos a comer un plato de grasa, estamos consumiendo una gran cantidad de proteínas de animales que contienen grasas saturadas y también estamos consumiendo grandes cantidades de chucherías procesadas y alimentos fritos que han estado expuestos a algún tipo de grasa.

La grasa, se define como una sustancia que es soluble en disolventes orgánicos, pero no en agua. Qué clase de definición!

De acuerdo con el USDA, del 20 al 35% de las calorías que consumimos deben provenir de las grasas.

Como con los carbohidratos, hay muchas maneras de definir o clasificar las grasas en la dieta y puede ser bastante técnico y complicado y por eso voy a tratar de hacerlo lo más fácil de comprender como sea posible.

A temperatura ambiental, la grasa puede encontrarse en cualquier forma, sólida tal como manteca de cerdo (grasa animal), mantequilla, margarina (aceites vegetales hidrogenados) o en forma líquida, como los diferentes tipos de aceites.

La diferencia entre las grasas y los aceites está en relación con la temperatura de fusión o de ebullición de la sustancia.

Las grasas naturales vienen en 3 formas, todas las cuales poseen la misma estructura básica, una estructura compuesta de una molécula de glicerol y 3 moléculas de un ácido graso. A su vez, una molécula de ácido graso se compone de un ácido orgánico que contiene un grupo carboxilo unido a una cadena de carbono. (Esto es para decirlo de una forma simple!).

Estos componentes de ácidos grasos están conectados entre sí a través de conexiones llamadas enlaces, y pueden tener una simple o doble conexión entre los átomos.

Es la ausencia o presencia de estos dobles enlaces en un ácido graso en particular, lo que da como resultado el término de grasas o ácidos grasos saturados y los insaturados. Estos compuestos también se clasifican según sus diferentes tamaños, de ácidos grasos de cadenas cortas a ácidos grasos de cadenas largas. (Espero que todavía me esté entendiendo).

Según esta explicación previa, obtenemos tres formas naturales de grasas, grasa saturada, y grasa mono-insaturada y grasa poli-insaturada.

Grasas saturadas son cadenas largas de ácidos grasos que no tienen dobles enlaces entre los átomos de carbono. También contienen un número máximo de átomos de hidrógeno enlazados a cada átomo de carbono que es lo que les da el nombre de "saturado". Fuentes de grasas saturadas por lo general provienen de productos de origen animal y se han mencionado con frecuencia como un tipo de grasa mala, a evitar, ya que se han vinculado a problemas de salud, como el aumento de los niveles de colesterol y de los niveles de cáncer de mama, (Boyd NF et al November 2000, British Journal of

Cancer 62 (9):1672–1685), cáncer de ovario, (Huncharek M, Kupelnick
B (2001) Nutrition and Cancer 40 (2): 87–91), cáncer de colon,
(Food, Nutrition, Physical Activity and the Prevention of Cancer: a Global
Perspective), disfunción del hígado (Mahfouz M (1981). Acta biologica et
medica germanica 40 (12): 1699–1705), depresión, y tanto las grasas
saturadas como las grasas trans-fat, han sido asociadas con la
enfermedad de Alzheimer. (Morris MC et al. (February 2003). "Dietary
fats and the risk of incident Alzheimer disease". Arch Neurol 60 (2): 194–200).

Las grasas saturadas son más fáciles de quemar y de ser
utilizadas como combustible, pero en nuestra dieta occidental
típica, consumimos demasiado de éstas grasas. Como las grasas
saturadas, las poli-insaturadas son también químicamente
inestables y fáciles de descomponer y oxidar por el calor,
la luz y otros procesos que pueden traer como resultado
productos finales de la oxidación, dañinos y tóxicos, que son
pro-inflamatorios.

Ejemplos de grasas saturadas incluyen productos lácteos como
quesos y cremas, aceites de coco, mantequilla, aceite de palma
y las grasas contenidas en la carne. Los productos de panadería
como cake o bizcocho, pasteles, dulces, especialmente dulces
de chocolate, y alimentos procesados, también son fuentes
ricas en grasa saturada.

Las grasas insaturadas normalmente provienen de plantas
y contienen al menos un doble enlace en su estructura. Las
grasas mono-insaturadas tienen un solo doble enlace y las
poli-insaturadas contienen más de un doble enlace en su
estructura.

A diferencia de los ácidos grasos saturados, los ácidos grasos
insaturados son "insaturados" porque la presencia del doble
enlace evita que un átomo de hidrógeno se enlace y ocupe

todas las posiciones y por lo tanto la estructura no está cargada o llena de este átomo de hidrogeno, por lo que se dice que esta "no saturada".

Fuentes de grasas insaturadas saludables son, frutos secos (nueces, preferiblemente sin procesar) como avellanas, anacardos, almendras, pistachos, semillas de lino, aceite de oliva, aceite de canola y aguacates entre otros.

Las grasas trans (trans-fats) suelen ser ácidos grasos que contienen un doble enlace, lo que significa que comienzan como una molécula de ácido graso insaturado a la que se le agrega el hidrógeno a altas temperaturas, convirtiéndola en una grasa parcial o totalmente saturada. La adición de este hidrógeno extra ocurre en una posición opuesta a la estructura normal, por lo que son conocidas como trans-fat, debido a la ubicación del hidrógeno añadido. La trans-configuración de la molécula de grasa causa que sean más compactas, lo que permite una mayor resistencia al calor, lo que les dio un valor en las industrias de restaurantes y comidas rápidas como aceites de cocina ya que podían ser reutilizadas y duraban más.

El proceso de hidrogenación permitió la transformación de aceites líquidos de bajo costo, a forma sólida y también permitió, la estabilización de las propiedades de los aceites, para prevenir que estos se congelaran, o fueran metabolizados o degradados como otros aceites, para que pudieran durar más y ser reutilizados durante períodos prolongados de tiempo.

Otra ventaja de la hidrogenación de las grasas, es que también proporciona cualidades únicas a la margarina, que permite que se saque del frio y se pueda expandir o untar a los alimentos sin tener que esperar a que se descongele o se vuelva más suave y fácil de aplicar, y además le proporcionó mejores características para cocinar y hornear.

La hidrogenación parcial se utiliza rutinariamente en productos horneados, o productos de panadería, alimentos fritos y chucherías o comidas ligeras principalmente porque aumenta la vida útil del producto y evita la necesidad de refrigerarlos. Estas grasas hidrogenadas han reemplazado a las grasas naturales dentro de la industria de alimentos procesados.

Una forma natural de grasas trans se puede encontrar en pequeñas cantidades en la carne de ganado y en la leche de ciertos animales y en tiempos atrás, era la única forma de grasas trans consumida por las personas.

El uso y producción de grasas hidrogenadas (trans-fats), y aceites de vegetales parcialmente hidrogenados existe desde hace más de 100 años, pero su uso ha ido en aumento constante en los últimos 40-50 años y actualmente es la grasa que se utiliza casi exclusivamente en la industria de cocción o panadería.

Las grasas trans, no son saludables porque aumentan el colesterol malo (LDL) y disminuyen el colesterol bueno (HDL). Un artículo de 1994, estima que las grasas trans causaron 20,000 muertes cada año en Estados Unidos producto de enfermedades del corazón. (Willett WC, Ascherio. American Journal of Public Health 85 (3): 411).

Un número que luego aumento en el 2006, a entre 30.000 y 100.000 muertes cardiacas, atribuibles a las grasas trans. (Mozaffarian D, Katan MB, Ascherio A, Stampfer MJ, Willett WC (2006). J. N. Engl. med 354 (15): 1601–13).

La incidencia de enfermedades cardiovasculares y de infartos del miocardio (MI) comenzó a aumentar y alcanzó su pico en los años 70. Una creciente cantidad de estudios e investigaciones revelan una asociación entre el endurecimiento de las arterias (arteriosclerosis) y el consumo de grasa saturada cuando se hicieron comparaciones con el bajo número de ataques al corazón en países europeos durante la WWII, cuando esas grasas eran escazas. Esta asociación fue descrita basada en el creciente número de hombres que sufren de enfermedades del corazón, como resultado de una mayor prosperidad, que permitió el aumento del consumo de carnes, mantequilla y otros productos alimenticios de origen animal. (Malmros, 1980).

De todos los macronutrientes, la grasa es la mayor fuente de energía, proporcionando 9 kcal por gramo, que es más del doble de la carga calórica en comparación con los 4 kcal por gramo que proporcionan las proteínas y los carbohidratos.

La grasa es la sustancia que le agrega sabor a las comidas y les da textura y consistencia.

Los diferentes cortes de carne varían dependiendo de la localización o la ubicación en el animal de donde provenga el corte en particular, así como su contenido de grasa. La grasa es lo que hace una hamburguesa jugosa y tierna. Desafortunadamente, las grasas no nos hacen sentirnos llenos de forma tan rápida, o tanto, como los otros macronutrientes, por lo que las personas que consumen alimentos o comidas grasosos, tienden a comer más que aquellos que ingieren comidas a base de carbohidratos o proteínas. Las grasas alimenticias pueden proceder de fuente vegetal o animal.

Las grasas, al igual que los carbohidratos, también han sido señaladas y asociadas, como malas para nuestra salud y como previamente mencionado, un macronutriente que debemos evitar a toda costa, como fue el caso durante la década del 90, con la moda, novedad y hasta locura que sucedió con los productos libres de grasa o fat free y los productos de grasa reducida o low fat.

Pero ahora sabemos que no todas las grasas se crean de la misma forma y que el verdadero peligro radica en las grasas saturadas que se encuentran en algunos alimentos, la utilización en la preparación de alimentos de las grasas trans y las grasas parcialmente hidrogenadas que se usan en los alimentos ligeros, todas las cuales son pro-inflamatorias.

El aumento de los problemas de salud y de los gastos relacionados con el cuidado de la salud asociados con un consumo mayor de grasas, especialmente el atribuido al uso de grasas trans, causó que la ciudad de Nueva York se convirtiera en la primera área metropolitana importante en los Estados Unidos en aprobar hace unos años atrás, regulaciones que le prohibieron a restaurantes y establecimientos que preparan y venden alimentos, el uso de grasas trans en la preparación de las comidas.

Esta mala reputación de ciertos tipos de grasa llegó como resultado del aumento de nuestro consumo, y el aporte calórico, de los alimentos baratos procesados y chucherías que contenían y fueron producidos con grasas saturadas y/o grasas trans, así como el aumento del consumo de alimentos fritos, típicos de nuestras baratas y grasosas dietas de estilo Occidental.

También debemos tenerle respeto y no abusar de la margarina, aceites parcialmente hidrogenados y aceites de maíz.

Simplemente dicho, estamos consumiendo demasiado de estas grasas malas.

Existen investigaciones que indican que en algunos individuos, las grasas pueden llegar a ser adictivas, haciendo que nuestro cerebro las ansíen de forma insaciable y las consumamos sin poder llenarnos.

Sin embargo, la verdad es que las grasas son necesarias en nuestra dieta ya que tienen una multitud de efectos beneficiosos para la salud y efectos bioquímicos. Ahora que he mencionado muchas asociaciones negativas del consumo de grasas saturadas y grasas trans, permítanme mencionar algunos aspectos positivos de las grasas en la dieta.

En primer lugar, como ya se mencionó, la grasa es nuestra principal fuente de energía y los triglicéridos (un tipo de grasa circulante) son la principal fuente de energía proveniente de la grasa de nuestra dieta.

En tiempos de hambre o necesidad nutricional, los almacenes de grasas de nuestro organismo pueden ser descompuestos y convertidos en glucosa como se mencionó anteriormente.

La grasa también es necesaria para utilizar adecuadamente muchas vitaminas importantes que son liposolubles, como las vitaminas A, D, E y K.

Las grasas se utilizan en la producción de hormonas incluyendo hormonas supra-renales que regulan nuestro metabolismo y las hormonas sexuales, así como de sustancias llamadas prostaglandinas, que tienen multitud de funciones desde ayudar con la absorción del calcio, hasta la protección contra el daño celular y en la regulación de la presión sanguínea y el equilibrio de agua en el cuerpo.

El colesterol es un tipo de grasa que se encuentra exclusivamente en fuentes de origen animal. Es una sustancia grasa importante, que se utiliza para producir hormonas, ácidos biliares y mantener la estabilidad de las membranas de las células del cuerpo.

Adquirimos el colesterol de grasas de fuentes externas de origen animal como productos lácteos, carne de res, camarones y carne de cerdo, y también lo podemos producir nosotros mismos. El hígado es el sitio principal donde se sintetiza el colesterol en el cuerpo, responsable de la producción del 25% del colesterol del cuerpo. El hígado también es el principal sitio de síntesis de los ácidos grasos.

La grasa producto de un exceso de consumo de grasas se almacena como triglicéridos en el tejido graso o tejido adiposo.

Como se mencionó anteriormente, los ácidos grasos se unen y dan lugar a grasas mono-insaturadas, poli-insaturadas y grasas saturadas, pero hay otros ácidos grasos, llamados ácidos grasos esenciales que incluye los ácidos grasos de tipo omega que ahora mencionaremos.

Ácidos grasos esenciales

Son ácidos grasos que necesita el cuerpo para una variedad de sus funciones biológicas y fisiológicas, y que no pueden ser fabricados y por lo tanto deben ser adquiridos a través de la dieta. Hay 2 ácidos grasos esenciales, el ácido alfa linoleico

(ALA) un ácido graso omega 3 y el ácido linoleico (LA), ácido graso omega 6.

Estos ácidos grasos incluyen a los ácidos grasos omega 3 y ácidos grasos omega 6, que son tipos de grasas omega poliinsaturados, necesarios para la función normal del cuerpo, pero cada uno se necesita en las cantidades adecuadas.

Estos ácidos grasos reciben su nombre por la ubicación de su primer doble enlace de carbono. Los ácidos grasos de Omega 3 tienen su primer doble enlace en la tercera posición, mientras que los Omega 6 tienen el enlace de carbono en la posición 6. No voy a entrar en detalles porque ninguno de nosotros somos bioquímicos!

Ácidos grasos importantes omega 3 son el ácido alfa-linolénico (ALA), el ácido eicosapentaenoico (EPA) y el ácido docosahexaenoico (DHA). Casi todos han escuchado o reconocen los efectos beneficiosos para la salud asociados con el omega 3. Los efectos positivos del omega 3 fueron inicialmente descritos por investigaciones que estudiaban la tribu Inuit en Groenlandia en los años 70, una tribu cuya dieta consistía principalmente en altas cantidades de peces de agua fría. En comparación con los occidentales, se encontró que los Inuit tenían tasas significativamente reducidas de enfermedades cardiovasculares. (Dyerberg J, Bang HO, Hjorne N (1975). AM J Clin Nutr 28 (9): 958–66).

Los Omega 3 son importantes ya que funcionan regulando y limitando la inflamación, debido a que muchas moléculas antiinflamatorias son sintetizadas a partir de ácidos grasos omega 3

El Estudio de los Siete Países, mencionado anteriormente, también encontró un efecto similar, beneficioso para la salud, en una dieta de tipo Mediterráneo, que es una dieta alta en omega 3. En todos los países de la región, el aceite de oliva formaba parte importante de la dieta, ya que es abundante en la región. Y sucede también que el aceite de oliva está compuesto de grasa monoinsaturada, de alto contenido de omega 3, de ahí sus múltiples efectos beneficiosos.

Omega 3, se encuentra en peces de agua fría como el salmón, así como en aceites y semillas de chía y nueces. La carne de ganado vacuno criado de forma tradicional y aquellos ganados criados de forma orgánica, alimentados con sus dietas tradicionales de hierbas, también se consideran una buena fuente de omega 3.

Estos alimentos se recomiendan debido al alto contenido de ácidos grasos omega 3.

Además de los beneficios para la salud cardiovascular, el omega 3 ha demostrado ser de valor para reducir, aliviar y ayudar a las siguientes condiciones: diabetes, artritis reumatoide, depresión, demencia, asma, degeneración macular, determinados tipos de cáncer, colesterol (Lovaza ® es un medicamento que se prescribe actualmente para bajar los niveles de triglicéridos que consiste en altas dosis concentradas (4 mm) de omega 3), y otras condiciones. Se ha encontrado que el omega 3 también puede inhibir la promoción y progresión del cáncer. (Larsson SC, Kumlin M, Ingelman-Sundberg M, Wolk A. Dietary long-chain n-3 fatty acids for the prevention of cancer: a review of potential mechanisms. The American journal of clinical nutrition 79(6):935-45 Jun, 2004).

Los posibles mecanismos por los que el omega 3 pudiera ser protector contra cánceres incluyen: suprimen la producción de sustancias pro inflamatorias llamados eicosanoides, reducen la formación de estrógenos y el crecimiento de las células, suprimen la angiogénesis del tumor y la producción de radicales libres

Los suplementos de Omega 3 fabricados y vendidos en los Estados Unidos hoy en día son de alta calidad, seguros y libres de impurezas. Todos han sufrido un proceso de destilación molecular que elimina las impurezas como el mercurio. Hay suplementos de Omega 3 que vienen en suspensión (líquido), pastillas masticables y están disponibles en una variedad de diferentes sabores. Agregar suplementos de ácidos grasos omega-3 provenientes de aceite de pescado o aceite de lino también puede ayudar a reducir la inflamación sistémica.

La dosis diaria recomendada de omega 3 se basa en el contenido de EPA y DHA contenida dentro de la cápsula o dosis. Esta es la grasa omega 3 que queremos consumir. Se sugiere una dosis diaria 900-1000mg de EPA/DHA. Además de sus efectos cardio protectores, esta dosis también se recomienda para ayudar con el estado de ánimo depresivo.

Asegúrese de reconocer, que en la mayoría de las etiquetas de omega 3 (o aceite de pescado, como también son referidas), se indicará en el frente en letras grandes la cantidad total de aceite de pescado por ración, pero lo que realmente queremos saber es la cantidad de EPA y DHA contenida en cada porción. Estas cantidades, suelen encontrarse en la etiqueta nutricional, normalmente a un lado de la botella y en letras más pequeña. Normalmente, el contenido de EPA y DHA es menor que la cantidad total anunciada en letras grandes. La cantidad total representa la suma total de todos los tipos de aceite de pescado contenidos en cada ración, EPA y DHA, además de otras grasas utilizadas como "rellenos".

Grasas buenas, saludables son las grasas no saturadas que pueden ser encontradas en el pescado fresco de agua fría como el salmón, la caballa o macarela, arenque, pintada o butterfish, sardinas, kril y el bacalao negro.

Además de fuentes de origen animal de omega 3, hay varias fuentes de origen vegetal de insaturado saludable omega 3 que es importante que los vegetarianos y personas que no consumen carnes, conozcan.

Estos incluyen aguacates, aceite de oliva, aceite de canola, semillas de chía, y semillas de calabaza, semillas de lino (contiene la concentración más alta de todas las semillas y frutos secos), microalgas, soya, acai berry y nueces como nueces, avellanas, butternuts, pecan, almendras.

En la antigua Medicina India de Ayurveda, se cree y se le acredita a la almendra, propiedades nutritivas que aumentan la longevidad y el desarrollo intelectual.

Cuando se eligen nueces, las nueces naturales sin sal, son más saludables y tienden a durar más que la mayoría de las nueces que han sido tostadas o procesadas y a continuación enlatadas o embotelladas.

A diferencia de la mayoría de los alimentos que se procesan como forma de aumentar su vida útil, las nueces procesadas, tostadas, son menos duraderas, ya que tienen menos cantidad de grasa no saturada (tipo de grasa buena) y por lo tanto son más susceptibles a la oxidación. Nueces tostadas que están viejas o rancias pueden tener un olor a pintura o petróleo y no deben consumirse.

Además del contenido de omega 3, las nueces y las semillas también contienen concentraciones elevadas de vitamina E y fibra.

El aceite de oliva es un alimento básico de una dieta de tipo Mediterráneo, que es el prototipo de dieta asociada con niveles reducidos de enfermedades cardiovasculares. Esto es porque el aceite de oliva se compone de grasas saludables omega 3 y fitoquímicos naturales como polifenoles que tienen importantes propiedades antioxidantes que reducen, y ayudan a proteger contra la inflamación.

El aceite de oliva es recomendado como el tipo de grasa o aceite preferido que se debe utilizar en nuestras dietas. Es tan saludable, que sería el aceite ideal para freír. Sin embargo, su alto precio impide que muchos de nosotros lo podamos adquirir, para cocinar con él.

Siempre deben recordar los vegetarianos o veganos que no consumen proteína animal, complementar la ingesta de ácidos grasos Omega 3, porque pueden correr el riesgo de estar deficientes de estos ácidos grasos esenciales. Las principales fuentes vegetales de omega 3 incluyen algas, semillas de lino y girasol. También hay huevos y productos de leche de soya que han sido enriquecidos con omega 3. El aceite derivado del krill, un crustáceo parecido al camarón es también alto en omega 3, lo que hace al aceite del krill similar en contenido de omega 3, al omega 3 obtenido del salmón y otras fuentes.

Finalmente, aceite de hígado de bacalao no es lo mismo que el ácido graso Omega 3.

Se ha establecido una relación entre las grasas alimenticias y la resistencia a la insulina, que muchos creen que está asociado con distintos niveles de inflamación y a su vez, esta inflamación parece ser causada por alteraciones en la cantidad de las diferentes grasas alimenticias consumidas en la dieta.

Mientras que necesitamos ambas, omega 3 y omega 6, en nuestra dieta, con un poco más omega 6 que omega 3, lo que ha estado ocurriendo es que la dieta Occidental (altamente procesada, alta en azucares, y en alimentos fritos y de alto contenido calórico), que hemos consumido regularmente, contiene una mayor cantidad de omega 6, que es pro-inflamatoria. Este cambio en las cantidades o proporciones de omega 6 consumidas con respecto a la omega 3 ha sido implicado como un factor importante en la producción de procesos inflamatorios y resistencia a la insulina (LH Storlien; Baur, LA; Kriketos, AD; Pan, DA; Cooney, GJ; Jenkins, AB; Calvert, GD; Campbell, LV (1996). "Dietary fats and insulin action". Diabetologica 39 (6): 621–631).

El aumento del consumo de omega 6 ha sido implicado como otro factor importante en el desarrollo de condiciones asociadas con altos niveles de inflamación crónica hoy en día. Japón es un buen ejemplo de esta tendencia, al tiempo que se han introducido franquicias de comida rápida similar a las de la dieta típica estadounidense, ha aparecido un aumento en el desarrollo de enfermedades cardiovasculares, así como de enfermedades crónicas, incluyendo el aumento de los niveles de obesidad y diabetes que ya se aproximan a niveles similares a los vistos en los Estados Unidos. Estos aumentos en las enfermedades crónicas se atribuyen al alto contenido de ácidos grasos del tipo Omega 6, a expensas de la dieta japonesa tradicional basada en pescado, alto en ácidos grasos buenos y naturales del tipo omega 3.

Estudios en Japón, donde sus dietas se han occidentalizado cada vez más con el consumo de las llamadas comidas rápidas (fast foods), están mostrando tendencias similares. Por ejemplo, el aumento de la enfermedad de Crohns en Japón se asocia con un incremento en la ingesta total de grasas animales y un aumento de la proporción de omega 6 con respecto al omega 3. (Shoda, 1996).

Fuentes de omega 6 incluyen: aceite vegetal, alimentos procesados, alimentos refinados y fritos, soya, girasol, cártamo, semilla de algodón, yemas de huevo, carnes. Las chucherías o bocadillos y las margarinas también contienen altas concentraciones de omega 6. Todo esto está alterando nuestra nutrición y el equilibrio que debe existir entre la buena (omega 3) y la mala, en exceso,(omega 6), ya que esta última es pro inflamatorio. Consumimos indirectamente omega 6 en la carne de res procedentes de establecimientos de comida rápida, ya que el maíz y la soya, entre otros ingredientes, conforman el alimento para animales, con que se alimenta a la mayoría del ganado vacuno criado de forma industrial.

Lo ideal sería una relación de 1: 1 de consumo de omega 3 con respecto al omega 6 y así era en el pasado. La dieta occidental de hoy consiste en una relación en el rango de 15: 1-1: 17.

La típica dieta americana u occidental, proporciona entre un 8-15% del contenido de ácidos grasos omega 6. Es el consumo de los ácidos grasos pro inflamatorios omega 6 lo que contribuye a la producción de procesos de inflamación crónica. Actualmente se estudian cuáles deben ser las proporciones ideales de Omega 6 y Omega 3, ya que se postula que una reducción en el consumo de Omega 6 a niveles inferiores al 5% puede resultar en una reducción en los niveles de inflamación crónica. Algunos han recomendado una relación de omega 6 a omega 3 de 4: 1. En cualquier caso, el mensaje principal es que estamos consumiendo demasiada omega 6 y a esos niveles elevados, la omega 6 es perjudicial ya que favores los procesos inflamatorios

La inflamación y la ingestión de ácidos grasos.

Investigaciones han demostrado que altos niveles de consumo de omega 6, provenientes de alimentos procesados y carnes, son un desencadenador para estimular las enzimas conocidas como ciclooxigenasa (COX) 1 y 2, que a su vez producen inflamación. Estas son las mismas enzimas responsables de muchos estados inflamatorios, como la artritis. Los medicamentos antiinflamatorios no esteroides (mencionados anteriormente) con frecuencia se prescriben para estas condiciones inflamatorias ya que estos medicamentos bloquean a estos receptores COX en los tejidos, resultando en una disminución de la inflamación y el alivio subsecuente del dolor.

Lo decimos nuevamente, en cualquier dieta de tipo antiinflamatorio, las grasas no se deben eliminar ni evitar, sino que lo que tenemos que hacer es reconocer y utilizar las grasas saludables monoinsaturadas de buena calidad, tanto de origen animal como vegetal, para una mayor variedad, y limitar o evitar lo más posibles, las grasas malas, saturadas y trans fats.

Los micronutrientes

Los micronutrientes son sustancias que el cuerpo requiere en pequeñas cantidades y que también se consumen en cantidades pequeñas e incluyen, las vitaminas, minerales y los oligoelementos. Se trata de sustancias naturales que necesitan los seres humanos y animales para poder efectuar las funciones biológicas normales. El cuerpo humano es incapaz de producir estos micronutrientes, por lo que debe obtenerlos de la dieta.

Vitaminas importantes incluyen la vitamina A, complejo B, B1-tiamina, B2—riboflavina, B3-niacina, B5-ácido pantoténico, B6, piridoxina, piridoxal, B7, B8, B9 y B12 y también las vitaminas C, D, E, K, biotina y carotenoides.

Los minerales incluyen, calcio, magnesio, fósforo, cloruro, potasio, sodio, hierro.

Los oligoelementos incluyen, el litio, zinc, cobalto, flúor, manganeso, molibdeno, selenio, azufre y estroncio.

La mayoría de estas sustancias son componentes naturales que se encuentran en alimentos de origen vegetal.

La mejor fuente de vitaminas y minerales son las verduras y las frutas naturales. Los suplementos que compramos en las tiendas que vienen en forma de cápsula, líquido o tabletas, son beneficiosos y recomendados, pero no tienen la misma calidad y variedad que las vitaminas y minerales contenidos en los alimentos naturales. Las plantas adquiridas en su estado natural, sin ser adulteradas, manipuladas o procesadas, contienen una multitud de elementos y compuestos esenciales, muchos de los cuales no han sido sintetizados todavía. Cuando tomamos una pastilla de un suplemento vitamínico, esto ayuda a garantizar que al menos consumimos las cantidades básicas de estas sustancias necesarias, pero no debemos creer, o acostumbrarnos a pensar, que tomar un compuesto fabricado en un laboratorio es igual a lo que podemos obtener de la naturaleza por medio de las frutas y las verduras.

Recuerden también, que además de estos micronutrientes, las plantas contienen antioxidantes naturales, los fitonutrientes o fitoquímicos.

Fitonutrientes. (Antioxidantes naturales)

La mayoría de nosotros sabe algo sobre las vitaminas y minerales, o al menos ha oído algo sobre ellos, y no es un concepto completamente extraño para nadie. En cambio, muchos nunca han escuchado el término fitonutrientes o fitoquímicos (ambos términos se utilizarán indistintamente), y para la mayoría de nosotros puede ser algo nuevo.

"Fito" viene del término griego que quiere decir "planta", por lo que cualquier sustancia cuyo nombre comienza con "fito" indica que la sustancia se deriva de las plantas.

Durante la década de 1980, el Instituto Nacional de la Salud de los EEUU, (NIH), comenzó a realizar investigaciones para analizar las diferentes variedades de fitoquímicos, debido a sus efectos en la prevención de enfermedades y protección de la salud.

Esta investigación trajo como resultado una gran cantidad de evidencias que sugieren que los fitoquímicos proporcionan protección contra una amplia gama de enfermedades crónicas tales como cáncer, enfermedades cardiovasculares, artritis, degeneración macular de los ojos, diabetes e hipertensión, por nombrar solo algunas.

Los fitoquímicos se categorizan en varios compuestos orgánicos e incluyen muchos productos químicos naturales bio-activos, entre los cuales están sustancias conocidas como flavenoides, carotenoides, fenoles y polifenoles, antocianinas, taninos y catequinas, siendo estos una pequeña lista, ya que hay cientos de estos diferentes compuestos en las plantas.

Mientras que los fitoquímicos no son esenciales para la vida, si pueden jugar un papel importante y vital en lograr una salud óptima, así como en la prevención de enfermedades.

Los fitoquímicos pueden considerarse, si se quiere, como antioxidantes naturales, y los antioxidantes son sustancias que regulan o disminuyen los niveles de inflamación celular.

La importancia de estas sustancias es, que funcionan como promotores y restauradores naturales de la salud. Agentes químicos, antioxidantes y anti-cancerosos que han demostrado ayudar en muchos procesos metabólicos del cuerpo.

Los antioxidantes son sustancias que destruyen las partículas tóxicas conocidas como radicales libres, así como a otras moléculas tóxicas. Estas moléculas tóxicas interactúan con las células, dañándolas, alterándolas, e interfiriendo con la producción normal del ADN y con el desarrollo celular, causando que se transformen en células disfuncionales y que se conviertan en células cancerosas.

Los radicales libres se producen naturalmente en el cuerpo, especialmente durante el proceso de la digestión, pero toxinas ambientales, como los rayos ultravioletas, productos químicos, plaguicidas, el humo del cigarrillo, la radiación y muchos otros irritantes pueden causar un aumento de estas moléculas. Los antioxidantes trabajan para reducir y prevenir el daño causado por estas interacciones. Sin una cantidad adecuada de antioxidantes, el metabolismo del oxígeno puede verse afectado resultando en un estrés oxidativo a nivel celular. Estrés oxidativo, que a su vez produce una cascada de productos químicos que desencadenan el sistema inflamatorio y el desarrollo de procesos de inflamación aguda y luego de inflamación crónica.

La inflamación crónica y el estrés oxidativo han sido ambos implicados como factores de riesgo para el desarrollo de ciertos tipos de cáncer. (Coussens LM, Werb Z. Nature. 2002 Dec 19-26;420(6917):860-7). Inflammation and cancer).

La transformación de una célula "normal" en una célula cancerosa se produce en varias etapas y se ha encontrado que algunos de los diferentes fitoquímicos presentes en diversas plantas, pueden interferir en algunas de estas etapas de crecimiento, en el proceso de desarrollo del cáncer. Ya sea inhibiendo la activación metabólica en el inicio de una transformación cancerosa, o suprimiendo la promoción y progresión hacia el final de la transformación. Proporcionando un efecto de barrera de protección para evitar una conversión, o actuando como agentes bloqueadores, los fitoquímicos producen una multitud de efectos protectores, y beneficiosos para la salud. (Young-Joon Surh. Cancer chemoprevention with dietary phytochemicals. Nature Reviews Cancer 3, 768-780 (October 2003).

Como se mencionó anteriormente, fitonutrientes/ fitoquímicos son compuestos que se originan de las plantas, y el tipo de fitoquímico en particular, así como su concentración, dependerá del tipo de planta, así como su fuente de origen. Todos los tipos de alimentos comestibles que proceden de una fuente vegetal, contienen estos componentes.

Un fitoquímico llamado quercetina, obtenido principalmente de las manzanas, mostró estar inversamente relacionado con el riesgo del cáncer de pulmón, mientras que el consumo de otro fitoquímico, el myricetin, fue inversamente asociado con el riesgo de desarrollar cáncer de próstata. (Knekt P et. al Flavonoid intake and risk of chronic diseases. The American journal of clinical nutrition 76(3):560-8 Sep, 2002).

Recuerde que es de las plantas, que se derivan muchos de los medicamentos que utilizamos en la actualidad hoy día. El origen de nuestra farmacopea moderna proviene de árboles, arbustos y plantas, por eso es que los hábitats de flora y plantas únicos, como la selva amazónica, deben ser conservados y protegidos de la destrucción.

Debido a sus efectos antioxidantes beneficiosos para la salud, es que se recomienda la ingesta de fitonutrientes, como parte de una dieta antiinflamatoria, y la forma más segura, más eficiente y menos costosa de hacerlo, es a través de los alimentos que habitualmente comemos.

Hay muchos tipos diferentes de fitonutrientes y algunos estimados sitúan el número de estas sustancias en más de 5000, cada uno de ellos, con componentes y factores específicos que tienen diferentes efectos beneficiosos en nuestros cuerpos.

Por ejemplo, los flavenoides que son una clase de compuestos fenólicos presentes en frutas, verduras, chocolate y té, pueden ser sub-clasificados en antocianidinas, flavenol (catequinas), flavanones, flavonols, flavonas, isoflavonas.

Otras clasificaciones de fitonutrientes incluyen: carotenoides, ácidos hydroxycinnamico, lignanos, monophenols, organosulfides, ácidos fenólicos, fitoesteroles, stylbenes y xanthophylis.

La razón de por qué los expertos en salud, médicos y nutricionistas recomiendan que todas las personas incluyan una variedad de frutas y verduras en sus dietas, es precisamente debido a los diferentes y a las diferentes cantidades de fitonutrientes que se encuentran en los diferentes tipos de alimentos de origen vegetal. Cada vegetal y fruta contiene una variedad y concentración diferente de vitaminas, minerales y fitonutrientes que son específicos de ese alimento.

Una forma de entender este concepto es visualmente, observando la enorme diferencia de colores en que vienen las frutas y verduras, ya que los diferentes colores son representativos de la variedad de fitonutrientes que existen en esos alimentos.

Los colores de los vegetales varían dependiendo del tipo y la cantidad de fitonutrientes presentes y la variación de color es debido a una clase de fitoquímico llamada carotenoides, un grupo de pigmentos solubles en grasa cuyo consumo ha sido asociado con una reducción de varias enfermedades crónicas. (Ziegler RG. A review of epidemiologic evidence that carotenoids reduce the risk of cancer. The Journal of nutrition 119(1):116-22 Jan, 1989).

Más de 600 tipos diferentes de sustancias carotenoide ya han sido encontradas, siendo la más comúnmente consumida por los seres humanos el licopeno (se encuentra en tomates y alimentos basados en el tomate).

Es por eso que para una dieta saludable equilibrada, una dieta de tipo antiinflamatorio, se recomienda que elija y coma frutas y verduras de una variedad diferente de colores. Los pigmentos que dan el color a las frutas y verduras son los fitonutrientes que ayudan a regular la inflamación y son asociados con ayudar a reducir la incidencia de cáncer, enfermedades cardiovasculares y otras enfermedades crónicas.

Los alimentos rojos son de este color, debido a su contenido de licopeno, quercetina y hesperidina, todos ellos fitonutrientes.

El licopeno es un carotenoide y los otros, pertenecen a la familia flavinoide de los fitonutrientes. Además, los alimentos rojos, contienen antocianinas que se han asociado con una menor incidencia de cáncer de próstata, junto con un efecto reductor de la presión arterial y reducción de los niveles de colesterol malo, así como de la apoplejía y la degeneración macular.

Alimentos ROJOS incluyen: pepino, chili, pimientos, fresa, cereza, pomelo (toronja) rosa, remolacha, tomate, cranberry, guayaba, papaya, manzana roja, cebolla roja, frambuesas, rábanos, granadas, sandía, peras rojas.

Los alimentos amarillos y naranjas contienen: carotenos, potasio, zeaxantina, vitamina C, selenio y ácido fólico. Estos fitonutrientes ayudan en la formación de colágeno, promueven la salud de las articulaciones, ayudan a reducir el colesterol, protegen contra el cáncer de próstata y tienen una acción contra la degeneración macular.

Alimentos AMARILLO / NARANJA incluyen: plátanos, chayote, piña, pomelo, zanahorias, naranjas, papaya, durazno, limón, kiwi, mango, nectarinas, albaricoques, melón, chili (pimientos) amarillo y naranja, pera, manzana amarillo, tomate amarillo, maíz e higo amarillo.

Los alimentos verdes contienen clorofila, fibra, leucina, vitamina C, ácido fólico, calcio y beta caroteno. Estos nutrientes ayudan a la digestión, reducen el cáncer de próstata, y la presión arterial, el colesterol malo, mantiene la función retiniana y actúan como anti-cancerígenos en el tracto digestivo, reduciendo la inflamación y el crecimiento de tumores.

Alimentos VERDES son: aguacate, lechuga, espinacas, apio, pimientos verdes, brócoli, espárragos, maíz, arvejas, ejotes, manzana verde, uvas verdes, cebolla verde, pera verde, kiwi, limón, calabacín, col, alcachofas y puerros o ajo porros.

Los alimentos de color violetas o púrpuras y azulados contienen resveratrol, vitamina C, fibra, flavonoides, ácido elágico, quercetina y leucina. Estos apoyan el sistema inmunológico, proporcionan protección cardiovascular, reducen el colesterol malo y ayudan con la absorción del calcio y los minerales en el tracto digestivo, mejorando la digestión y reduciendo el crecimiento de ciertos tipos de cáncer.

Alimentos PÚRPURA y AZULES incluyen: berenjenas, arándanos, moras, uvas pasas, uvas, ciruelas, ciruelas pasas, granadas y col lombarda o col morada.

Los alimentos BLANCOS incluyen plátanos (bananas), maíz blanco, durazno blanco, cebollas, coliflor, ajo, jengibre, hongos, chalotes y chirivías. Y contienen diferentes tipos de fitonutrientes en diferentes cantidades y concentraciones.

Como puede imaginar, esta es una lista parcial solamente, ya que seguramente usted conoce de otras frutas y verduras que no aparecen listadas aquí.

Además de vitaminas, minerales y fitonutrientes, los vegetales y especialmente las frutas, también son una buena fuente de fibra dietética y de agua.

Elija las hortalizas de hoja verdes, verduras verdes y de colores brillantes y gran cantidad de frutas frescas. Debe comer al menos cinco (y preferiblemente más) porciones de frutas y verduras cada día.

En una dieta antiinflamatoria la variedad es la clave, y por eso creo que esta es la forma más simple, y menos complicada de comer, una vez que se sepa como seleccionar los alimentos saludables.

Los alimentos y otras sustancias que forman parte de una dieta antiinflamatoria, se seleccionan debido a su contenido saludable de micronutrientes y fitonutrientes.

Recuerde que debemos comer de todo, así que por qué no seleccionar los alimentos que trabajarán para nosotros, en lugar de tener que trabajar para los alimentos, tratando de rebajar las libras de más que obtenemos de comidas de bajo valor nutricional.

Otros alimentos antiinflamatorios

Vino tinto

Muchos de mis pacientes mencionan que de vez en cuando se toman una cerveza, o beben algún licor, sin reconocer que todas estas bebidas, mientras que es cierto que pueden saber bien, no son más que calorías muertas, con un valor nutricional nulo que solo contribuyen en poner libras en el vientre. Si alguien quiere beber, el vino tinto es el tipo de alcohol recomendado.

El vino tinto es parte de una dieta antiinflamatoria debido a su alto contenido de fitoquímicos naturales que consisten en flavonoides y no flavenoides. Los flavenoids en el vino tinto incluyen la quercetina y la rutina que actúan como antioxidantes. Los flavonoides también se encuentran en otras frutas como manzanas y naranjas, pero su concentración es mayor en el vino tinto. Otro componente del vino tinto que actualmente está de moda es el resveratrol, un antioxidante que pertenece a una familia de los no flavenoides, llamados estilbenos y que se encuentra principalmente en las uvas rojas y el vino, y el jugo de la uva púrpura. En vinos tintos, la cantidad de resveratrol contenida dependerá de su tiempo de fermentación, ya que este fitoquímico se encuentra en la piel de las uvas rojas.

Ambas sustancias, los flavenoides y el resveratrol, se consideran beneficiosas para nuestra salud en cantidades moderadas, se ha demostrado que aumentan los niveles de colesterol bueno, previenen la formación de coágulos micro vasculares (limitación de coágulos de sangre) y limitan los procesos inflamatorios en el sistema cardiovascular. El reconocimiento de los beneficios del vino tinto para la salud cardiovascular proviene de múltiples estudios investigativos de la población francesa, que consumen grandes cantidades de grasas saturadas, mientras sufren de menos enfermedades cardiovasculares. (La paradoja francesa). El vino también figura prominentemente en la dieta mediterránea.

Un vaso de vino tinto para las mujeres y dos vasos de vino tinto en hombres al día, provoca una reducción en los ataques de corazón de 30-50%. (Szmitko etal, (Circulation. 2005;111:e10-e11.) © 2005 American Heart Association, Inc.

Chocolate y cacao

El cacao contiene productos químicos naturales llamados flavanoides flavan-3, que se han asociado con una reducción de la presión arterial y con mejorar la función endotelial vascular, lo que resulta en una reducción de los niveles de inflamación. Ellos reducen la oxidación del colesterol malo, (LDL) y disminuyen los niveles de insulina en ayunas, lo que mejora la sensibilidad a la insulina.

Las flavenoides encontradas en el cacao concentrado, son ricas en catechin y epicatechin, fitonutrientes que son más poderosos como antioxidantes, que las vitaminas C y E.

Pero para que el chocolate sea eficaz como antiinflamatorio, debe ser de una alta concentración de cacao, con un contenido mínimo de 70% de cacao. En la mayoría de los mercados de alimentos, ahora puede encontrarse ese tipo de chocolate con alto contenido en cacao. A esta alta concentración de cacao, el chocolate será amargo y su consumo se limitará a una sola ración.

Con los chocolates dulces o los dulces de chocolate, como las chocolatinas y golosinas en barras u otros dulces, no sucede lo mismo y no cuentan como un tipo de alimentos antiinflamatorios. Cualquier producto de chocolate que contiene azúcar como principal ingrediente o tiene un alto contenido de azúcar, sólo contribuye a la epidemia de la obesidad. El chocolate protector es el chocolate puro, sin adición de azúcar, leche u otro ingrediente. Recuerde que mientras más puro o concentrado el cacao, mayor cantidad de antioxidantes naturales tendrá.

Té.

Existen más de 3000 variedades de té y el té es recomendado como parte de una dieta antiinflamatoria porque tiene un alto contenido de fitonutrientes de la clase flavenoide, que incluye taninos y ácido fenólico.

Los tés con la mayor concentración de estos polifenoles saludables son el té blanco puro, el té verde y el oolong, y las mayores concentraciones de fitonutrientes se encontrarán en los tés menos procesados.

Estas variedades de té, junto con el té negro, están hechas con las hojas de la planta de té Camellia sinensis.

El té verde es el té que más se asocia con efectos antioxidantes beneficiosos ya que es el que más se consume en los EEUU, y es rico en un polifenol llamado epigalocatequina que ha resultado tener un efecto preventivo contra varios tipos de cáncer.

(Yang CS, Maliakal P, Meng X. Inhibition of carcinogenesis by tea. Annual review of pharmacology and toxicology 4225-54 2002).

Los tés blancos son tés sin transformar, con ningún procesamiento, los tés verdes son parcialmente procesados, y los oolongs están en el medio, en términos de cantidad de procesamiento y el té negro, que es una variedad muy común, es la más procesada y por lo tanto, la que contiene el menor número de fitonutrientes.

Al igual que con las diferencias entre los dulces de chocolate versus el chocolate con alta concentración de cacao, mencionadas anteriormente, para obtener el complemento integral de fitonutrientes del té, el té debe estar hecho de hojas de té natural y no los que vienen de forma embotellada o enlatada. Estos podrán saber bien, pero están alterados con productos químicos, conservantes y azúcares y pueden ser incluso solamente refrescos con sabor a té, con poco o ningún té real en ellos, así que tengan cuidado y no se dejen engañar.

Los tés saludables y sanos se reconocen fácilmente ya que se pueden ver los restos que el té natural deja. A menudo ellos vienen en bolsitas que se disuelven en agua hirviendo para extraer no sólo el sabor, sino también los nutrientes, así como tés de hojas naturales.

El consumo de té se ha asociado con una multitud de beneficios para la salud que incluyen protección cardiovascular debido a que reduce el colesterol LDL y los niveles de triglicéridos y también pueden desempeñar un papel en la disminución de la oxidación de la lipoproteína. Se ha encontrado que disminuyen los niveles de diabetes al mejorar la sensibilidad a la insulina, alivian el dolor y la inflamación artrítica, mejora los efectos del sistema inmunológico, alivian la aflicción digestiva, mejoran la función cognitiva y muchos otros efectos beneficiosos para la salud. Las poblaciones asiáticas que consumen regularmente té verde tienen menor incidencia de cánceres, en comparación con otras culturas que no beben té con tanta frecuencia.

(Siddiqui IA, Adhami VM, Saleem M, Mukhtar H. Beneficial effects of tea and its polyphenols against prostate cancer. Molecular nutrition & food research 50(2):130-43 Feb, 2006).

Además de los efectos relajantes, calmantes, y antiespasmódicos del té, este reduce la presión arterial alta, y el té verde y negro se han asociado con la reducción de varios tipos de cáncer.

El té debe consumirse con moderación, ya que muchas variedades contienen cafeína, que puede dar lugar a algunos efectos secundarios que pueden incluir la inquietud y la irritabilidad. Aunque el té verde es una sustancia generalmente reconocida como segura, las mujeres embarazadas y las mujeres que amamantan deben limitar el consumo de té porque la cafeína puede pasar al bebé en la leche materna, resultando en trastornos del sueño en los lactantes. A las personas con úlceras pépticas también se les aconseja ser cautelosos al consumir té verde en grandes cantidades, ya que este puede estimular la producción de ácido gástrico.

Actualmente se están realizando múltiples estudios sobre los efectos beneficiosos del té en las enfermedades cardiovasculares y cánceres.

Como con todos los demás alimentos antiinflamatorios ya mencionados, moderación y no abuso, es clave.

Condimentos antiinflamatorios

Los alimentos no son las únicas sustancias comestibles que son beneficiosas para ayudar a disminuir y regular la inflamación, ya que hay también una multitud de especias con propiedades beneficiosas para la salud, debido a su contenido único de fitonutrientes antioxidantes. Algunas de estas especias incluyen el ajo, jengibre, la cúrcumina, pimienta negra, albahaca, romero, cilantro, canela, cardamomo, perejil y cebollino.

Ajo.

El ajo ha existido desde la época de las grandes pirámides de Egipto y los dientes de ajo eran de gran valor, y se les daba a las tropas de la antigua Grecia y Roma durante sus campañas militares. Su uso en China, también se remonta casi a 2000 años atrás y es mencionado como un medicamento con usos múltiples, en el libro de texto médico chino, "The Yellow Emperors Classic of Internal Medicine" que fue compuesto a partir del 3r siglo antes de Cristo.

Hipócrates, considerado al padre de la medicina occidental moderna y Galeno, uno de los más grandes maestros de la medicina, dos de cuyos nombres siguen siendo sinónimos de la práctica de la medicina y los médicos, hoy en día, también citaron el uso del ajo como tratamiento para varias condiciones médicas.

Ellos describieron los beneficios del ajo para la mala digestión, trastornos respiratorios, la fatiga y el cansancio, así como la parasitemia.

El ajo, fue estudiado por Louis Pasteur a mediados del 1850 y él fue el primero en observar varias propiedades antibacteriales y antisépticas del ajo. Debido a este hallazgo, el ajo fue usado durante la Primera y Segunda Guerras Mundiales como antiséptico, para evitar la gangrena en las heridas.

El ajo se deriva de diversas especies diferentes, siendo el ajo tradicional con el que cocinamos hoy, procedente de las especies de Allium sativa.

El ajo está en la familia de la cebolla, chalota y cebollino.

El ajo está compuesto de muchos fitoquimicos naturales, que incluyen disulfuro de alilo y propilo, flavenoide, varias enzimas, vitamina B, proteínas, minerales, saponinas y otros, que son responsables de una multitud de efectos beneficiosos para la salud. Uno de los productos químicos que ha sido aislado y estudiado es la aliina. Es principalmente la aliina, la que da el olor y el sabor al ajo. Cuando el ajo es aplastado, macerado o cortado, la aliina se convierte en alicina, un compuesto que a su vez contiene sustancias relacionadas con las sulfamidas, en forma de sulfuro de dialil. Estos compuestos sulfas son algunos de los fitoquimicas que proporcionan los efectos saludables y antisépticos del ajo.

No todos los ajos contienen las mismas cantidades o concentraciones de estos componentes saludables, esto dependerá del origen y el método de preparación de su cosecha. Esa es una de las razones por las qué ha habido contradicciones y diferencias en los estudios publicados que han tratado de documentar las propiedades beneficiosas para la salud atribuibles al ajo.

El ajo crudo y envejecido, es considerado el mejor y el más poderoso ajo, porque contiene más componentes de alicina y sulfuro, que son los responsables de los beneficios producidos por el ajo.

Se ha reconocido que en países donde la población consume una cantidad mayor de ajo en su dieta, los niveles de cánceres son bajos, lo que aumenta la asociación entre el consumo de ajo y las tasas de desarrollo de cáncer.

Hoy, el ajo se utiliza para una variedad de efectos preventivos entre ellos para la prevención de las enfermedades cardiovasculares, la reducción de los niveles de colesterol y la presión arterial alta.

Dependiendo de la investigación que se cite, el ajo o bien produce una reducción de los niveles de colesterol malo (LDL) y triglicéridos, o no se muestra ninguna mejoría o beneficio significativo. (Una vez más, es el tipo y la calidad del ajo investigado, lo que provoca la diferencia).

El ajo del género allium sativa, ha sido reconocido que reduce la agregación plaquetaria, un efecto similar al de la aspirina, lo que es un descubrimiento potencialmente importante para el tratamiento de enfermedades coronarias.

El ajo es también beneficioso para el tratamiento de la diabetes, porque la alicina compite con la insulina en el hígado, liberando insulina y provocando un aumento en los niveles circulantes de insulina libre. También se sabe que disminuye los niveles de homocistina, implicados en enfermedades cardiovasculares.

Recientemente se encontró que el consumo habitual de ajo, redujo los marcadores de la inflamación, incluida la proteína reactiva C (CRP) y la misma homocistina.

El ajo ayuda a fortalecer el sistema inmunitario, ayudando a combatir diversas formas de cáncer. En una reciente revisión de 7 estudios, los científicos informaron que personas que consumen una gran cantidad de ajo crudo o cocido, presentaban, en promedio, una reducción del 30% de los cánceres de colon.

En otro estudio, llamado, Iowa Women's Health Study, realizado sobre un grupo de 41,000 mujeres de mediana edad, se demostró que las mujeres que consumían una dieta con frutas, verduras y ajo, tuvieron una reducción de un 35%, en riesgo de desarrollar cáncer de colon. Además de los estudios que mostraron una reducción en los niveles de cáncer de colon, se cree que el ajo también ofrece protección contra los cánceres de mama, próstata y cáncer de la laringe.

Suplementos de ajo pueden obtenerse de diversas formas, incluyendo el ajo completo fresco, ajo seco, aceite de ajo o extracto de ajo congelado.

Jengibre

El jengibre es nativo de China y la India. Ha formado parte de la medicina tradicional china desde los inicios de esa cultura y de la de los países árabes desde 650 A.C. Fue una de las especias encontradas en las mesas de Europa junto con la sal y pimienta. También fue una de las especies utilizadas contra la plaga.

Se utiliza comúnmente para ayudar a la digestión mediante el aumento de la producción de jugos gástricos y saliva. El jengibre ayuda a aliviar el dolor abdominal, gases, hinchazón y diarrea y es un buen agente para la gastroparesia (digestión lenta), calambres estomacales y estreñimiento. El jengibre, aumenta la producción de bilis, por eso no es recomendado, e incluso esta contra indicado, en personas que tienen piedras en la vesícula biliar. También se ha descubierto que el jengibre es más eficaz que algunos medicamentos en el alivio de vértigo y mareo. El jengibre se usa en el tratamiento contra los mareos y náuseas relacionados con la quimioterapia, así como para las náuseas en las mujeres embarazadas. Las propiedades antiinflamatorias del jengibre ayudan a reducir los espasmos musculares y la inflamación asociados con la artritis y tiene un ligero efecto en la reducción del colesterol.

A nivel respiratorio, la raíz de jengibre se utiliza para el asma y la bronquitis ya que estimula la circulación sanguínea pulmonar. Tiene efectos desintoxicantes y ayuda a limpiar el tracto digestivo y los riñones. Produce un efecto anticoagulante leve, razón por la cual se debe utilizar con precaución en personas que toman medicamentos anticoagulantes.

Estudios en animales sugieren que el jengibre reduce la ansiedad y a lo largo de la historia, el jengibre también se ha asociado a tener propiedades afrodisíacas.

El jengibre viene en varias formas, incluyendo la raíz fresca, raíz seca, jengibre, jengibre cristalizado, jengibre encurtido en vinagre, así como en forma preservada.

El característico sabor y olor del jengibre es debido a una combinación de aceites que incluyen componentes químicos naturales conocidos como: gingerols, shogaols y zingerone. Es el componente ginerol el que ha demostrado ser el componente medicinalmente más activo del jengibre.

En diferentes partes del mundo el jengibre se utiliza medicinalmente en diversas formas.

En la India, jengibre se aplica como una pasta en la frente para aliviar dolores de cabeza, el resfriado común y náuseas.

En Indonesia se prepara una bebida de jengibre para reducir la fatiga y como suplemento, para las personas con deficiencia nutricional.

En Perú, trozos de jengibre son disueltos en agua caliente y se ingieren vía oral como cocimiento o poción, para aliviar dolores de estómago.

En los Estados Unidos el jengibre está aprobado por la FDA para uso en mareos, náuseas del embarazo y como suplemento dietético.

Actualmente se está estudiando su eficacia contra las cataratas causadas por la diabetes y otras complicaciones de la diabetes.

Cúrcuma

Cúrcuma es una especie de hierba que se utiliza comúnmente como un tinte de ropa, es el componente que le da el color amarillo a las mostazas y es utilizado en los alimentos tradicionales de la India conocidos como curry. Es una raíz que es usualmente hervida, secada y después molida y convertida en una especie en polvo. La cúrcuma está relacionada con el jengibre y se compone de componentes nutritivos llamado curcumina, que contienen fuertes propiedades antiinflamatorias. En la medicina tradicional China y en la Ayurvédica, la cúrcuma se ha utilizado para ayudar a la digestión, aliviar el dolor en las articulaciones artríticas y para regular la menstruación y actualmente se utiliza en partes de Asia como bactericida y antiséptico. Se observó que en las poblaciones que consumen dietas altas en cantidades de cúrcuma, tienen un número reducido de personas que sufren de la enfermedad de Alzheimer, lo que es un hallazgo para futuros estudios.

Debido a sus efectos medicinales beneficiosos, los investigadores en el Centro Nacional de Medicina Alternativa y Complementaria de los EEUU (existe tal institución y no solo existe, sino que es una división o rama del prestigioso, Instituto Nacional de la Salud en Washington), están estudiando los efectos antiinflamatorios de la cúrcuma en una variedad de enfermedades, incluyendo cáncer de hígado, insuficiencia respiratoria y la osteoporosis.

El Instituto Nacional de Salud (NIH) tiene actualmente 19 ensayos clínicos en diferentes etapas de la investigación.

Todas estas especies comúnmente producen calidez y calor cuando se consumen. Como tal, tienen características de Yang, por lo que habitualmente se utilizan en la medicina tradicional China para equilibrar las condiciones y enfermedades asociadas con el frío en exceso, o Yin.

Además de especias, hay verduras que también contienen fitoquimicos y tienen propiedades que ayudan en el control de la inflamación crónica y, entre ellas, están las verduras crucíferas.

El aceite de oliva

El aceite de oliva es uno de los regalos de la naturaleza a la humanidad, ya que es una fuente abundante de grasas buenas, monosaturadas.

El aceite de oliva viene en una variedad de formas y de una variedad de lugares, sin embargo, la mayoría del aceite de oliva que consumimos en los Estados Unidos viene de países situados alrededor de la región mediterránea como Italia, Grecia, España y Francia. Es por eso que el aceite de oliva es un alimento básico de una dieta de tipo Mediterráneo.

Mientras que Grecia es el productor más grande del mundo de aceite de oliva extra virgen, los aceites de oliva más comúnmente utilizados en los Estados Unidos son de España e Italia.

Las normas para la producción de aceites de oliva son supervisadas e implementadas por el Consejo Internacional del Aceite de Oliva con sede en Madrid.

Esta es una organización que establece las regulaciones y supervisa la producción y la calidad del aceite de oliva producido por los países miembros.

Existen diferentes clasificaciones de aceites de oliva basados en la acidez del aceite y en los métodos de producción y calidad. Algunas de estas variedades incluyen, el aceite de oliva regular, ligero, virgen, extra virgen, puro, y refinado, así como aceite de oliva prensado en frio, y de primera prensa. Hasta el 2010, el Departamento de Agricultura de Estados Unidos, clasifico los aceites de oliva en grados, desde el grado A (superior) a grado D (inferior, de baja calidad).

El aceite de oliva regular, o aceite de oliva normal, es una mezcla de aceite de oliva virgen, con aceite de oliva refinado, y el cual que contiene una acidez no superior al 1.5%.

El aceite de oliva ligero, significa que tiene un color más claro, no que sea más bajo en calorías o grasa. El aceite de oliva ligero, es el resultado de una mezcla de aceites de oliva refinados de inferior calidad.

El aceite de oliva virgen tiene un nivel de acidez de menos del 2% y no contiene aceites refinados. Las aceitunas u olivas utilizadas para hacer aceite de oliva virgen, son más maduras que las que se usan para fabricar aceites extra virgen.

El aceite de oliva más saludable es el aceite extra virgen. El aceite extra virgen es aceite del primer prensado y contiene menos del 0.8% de acidez. No hay aceites refinados u otro tipo de aceites mezclados en él y es aceite de oliva en su estado más puro. Como tal, contiene mayores concentraciones del fitonutriente polifenol y suele ser el más caro de los distintos tipos de aceite de oliva.

El aceite de oliva puro proviene del segundo prensado en frio o de la extracción química de lo que queda después del primer prensado.

Primera prensa significa que el aceite proviene del primer prensado de las aceitunas.

Prensado se refiere por lo general, a la presión aplicada a mano a las aceitunas, que tradicionalmente se usa para producir pequeñas cantidades de aceite.

Prensado en frio significa que el aceite de oliva fue obtenido por métodos fríos y no se usó calor durante el proceso. A veces se aplica agua caliente a las prensas para ayudar a extraer más aceite de la pasta de aceituna que resulta de la presión, lo que es importante saber, ya que el calor puede cambiar la composición y la química del aceite de oliva.

Como pueden darse cuenta, parecido a los vinos, el aceite de oliva viene en una variedad de colores, olores, sabores, texturas y consistencias. Sus características variarán en función del tipo de oliva utilizada, la región donde se cultivan las aceitunas y las condiciones climáticas de la región. Las condiciones y composición de la tierra, la temperatura ambiental, la humedad, la cantidad de lluvia e incluso el método de recolección de las aceitunas individuales, todo desempeña un papel importante en la calidad del producto final.

Como todos sabemos, el aceite de oliva tiende a ser más caro que otros tipos de aceite y mientras más puro, mayor será su costo. Para cualquier persona con un presupuesto o recursos limitados, una forma económica de comprar aceite de oliva sería comprarlo al por mayor, en contenidos o cantidades grandes y dividirlo entre amigos o familiares. También con frecuencia, existen ventas, con precios de aceites de oliva reducidos.

Es importante recordar que el aceite de oliva es esencialmente, un aceite de fruta y como tal debemos tener especiales consideraciones cuando los preservamos.

Debemos tomar las mismas precauciones que tomamos para conservar cualquier jugo de frutas, recordando que el calor, la luz e incluso el aire pueden degradar y descomponer el aceite. El aceite de oliva debe mantenerse en pequeñas botellas de color oscuro u otros recipientes y son mejor almacenados en un armario de cocina oscuro donde la temperatura permanezca constante, y lejos de fuentes de calor como la estufa o el horno. La refrigeración por lo general no se recomienda ya que el aceite puede condensarse e incluso solidificarse y afectarse el sabor, aunque no se afectaría la composición del aceite, si se utiliza rápidamente. Recuerde una vez más que debe tratar los aceites de oliva como a un jugo natural de fruta, y de manera similar que a un buen vino.

Las propiedades antiinflamatorias de los aceites de oliva son un resultado de químicos naturales llamados oleocantal. Estas sustancias están más concentradas en aceites extra vírgenes y actúan como antioxidantes naturales disminuyendo los niveles de inflamación, de la misma manera que algunos de los medicamentos antiinflamatorios no esteroides. Los oleocantals han demostrado reducir el riesgo de apoplejía, enfermedades del corazón, demencia y de algunos canceres vinculados a procesos inflamatorios. El aceite de oliva, como se ha mencionado antes, es la principal grasa utilizada en una dieta sana de tipo mediterránea, y un componente básico de cualquier tipo de dieta antiinflamatoria. Además de contener los antioxidantes naturales polifenol, mencionado recientemente, el aceite de oliva contiene otros fitonutrientes antioxidantes como carotenoides, así como vitamina E natural, los cuales ayudan a reducir el colesterol malo (LDL) y aumentan el colesterol bueno (HDL).

Los polifenoles, se encuentran en mayor concentración en los aceites de oliva extra virgen e incluyen la oleuropeína y el tirosol, antioxidantes naturales que protegen las células contra el daño oxidativo. Algunos estudios han indicado que estos fitonutrientes son los responsables de los efectos cardio-protectores del aceite de oliva. (Int J Vitam Nutr Res 75 (1): 61–70).

El consumo de aceite de oliva también ayuda a eliminar el exceso de omega 6, ayudando a regular el equilibrio entre el omega 3 y el omega 6, que como resultado de nuestras dietas baratas, de comidas rápidas y procesadas, como se mencionó anteriormente, ha aumentado con el tiempo.

Datos clínicos han demostrado que el consumo regular de aceite de oliva disminuye los niveles de azúcar en la sangre y proporciona efectos antiinflamatorios, antitromboticos y vasodilatadores. (Pharmacol. Res 55 (3): 175–86), todos los cuales juegan un papel en el efecto cardio protector del aceite de oliva.

Recuerde que, aunque el aceite de oliva es un aceite muy saludable, sigue siendo una forma de grasa que es alta en calorías.

Además del aceite de oliva, otros aceites monoinsaturados saludables y que contienen omega 3 son, el aceite de canola o colza, aceite de linaza, y aceite de cáñamo.

Verduras crucíferas

Los vegetales del tipo crucíferos son la clase de verduras que incluyen a muchas de las de variedades más comunes que consumimos hoy en día, como brócoli, coliflor, col, berros, arúgula o rúcula, col rizada, berza, las coles de Bruselas, nabos, rábanos y rábano picante.

Las verduras crucíferas son una de las plantas más comúnmente cosechadas en todo el mundo y se llaman crucíferas debido a la forma en que los frondosos pétalos de estos tipos de plantas, se asemejan a una cruz (Latin-crux).

Ellas integran un grupo de alimentos sanos y nutritivos que se ha encontrado que tiene un efecto significativo en la modulación de cánceres debido a su alto contenido de unos fitonutrientes llamados glucosinolatos. Cuando estos se metabolizan, dan lugar a varios otros compuestos llamados isothiocyanatos que ayudan a promover la salud.

Además de fitonutrientes, las verduras crucíferas son una buena fuente de vitaminas, minerales y fibra soluble que ayuda en la digestión.

En estudios publicados recientemente sobre análisis realizados en más de 3000 sobrevivientes de cáncer, mostraron que un mayor consumo de verduras crucíferas y hortalizas en mujeres que tomaban el medicamento tamoxifen, utilizado en el tratamiento del cáncer de mama, los eventos de nuevos o recurrentes cánceres de mama se redujeron hasta en un 52%. (Thomson CA, etal. Veg. intake asso. with reduced breast cancer recurrence in tamoxifen users. Women's Healthy Eating and Living Study. Breast cancer research & treatment Jul, 2010).

Las propiedades anti cancerígenas encontradas en las verduras crucíferas se han acreditado a productos químicos de la familia de isothiocynate tales como: sulforaphane, indol-3-carbinol, diindolylmethane y los glucosinolatos.

Los sulforaphanes, además, también se ha demostrado que tienen propiedades antimicrobianas y anti diabéticas.

Indol-3-carbinol es un producto degradado, el resultado de la maceración de la fibra vegetal. Es un antioxidante natural, anti-teratogenico, que protege y mejora la reparación del ADN celular. Algunos estudios han demostrado beneficio en las funciones de agregación plaquetaria (previene que las plaquetas se peguen, de forma semejante a como lo hace la aspirina) y en el metabolismo de los lípidos y el colesterol.

Di-indolylmethane es útil para mejorar el metabolismo de los estrógenos en hombres y mujeres (los hombres también producen estrógenos, pero, naturalmente, en cantidades mucho menores que las mujeres).

Esta sustancia, actualmente se utiliza para tratar las infecciones causadas por el papiloma humano incluyendo la displasia cervical, que es una lesión pre-cancerosa. Es reconocido como un supresor de inflamación y se está estudiando para usarse en una variedad de infecciones virales y bacterianas.

Los glucosinolatos, son compuestos que contienen azufre y nitrógeno, que si se consumen en grandes cantidades pueden causar un engrandecimiento de la glándula de la tiroides o bocio, pero en cantidades más pequeñas funcionan para proteger contra el daño oxidativo.

Las verduras crucíferas son variadas y como tales, contienen diferentes concentraciones y combinaciones de fitonutrientes.

Esta clase de verduras, tienen un efecto protector contra ciertos tipos de cáncer, incluyendo cánceres del estómago, colon, esófago, pulmón y mama y también pueden ayudar a reducir la presión arterial. Las verduras crucíferas también se ha reconocido que son de beneficio en la reducción de tipos de cáncer de la vejiga, mama, ovario, colon y próstata, en individuos que las consumen de forma regular. Las verduras crucíferas también han resultado ser beneficiosas en la prevención de cataratas y degeneración macular.

Coliflor
La coliflor contiene concentraciones elevadas de vitamina C, K, manganeso y antioxidantes como beta-caroteno, ácido cafeínicos, ácido ferúlico, quercetina, rutina, kamferol y beta-criptoxantina. También es una fuente de Omega 3 en forma de ácido alfa-linolénico (ALA). Estos componentes hacen de la coliflor una comida con importantes propiedades antiinflamatorias. Su contenido de fibras solubles también produce un efecto beneficioso sobre el aparato digestivo. La degradación de la coliflor produce unos compuestos llamados sulforaphane y glucoraphanin, que son otros fitonutrientes. El sulforaphane trabaja para prevenir el crecimiento excesivo de la bacteria helicobacter pylori, que es la bacteria responsable de causar el reflujo gástrico y úlceras gástricas.

Col

Hay distintas variedades de col, incluyendo repollo rojo, verde y saboya, todos los cuales contienen unos fitonutrientes específicos llamados glucosinalato, uno de estos glucosinalatos es la sinigrina. La sinigrina es un componente químico que en investigaciones ha demostrado ser beneficiosa en la prevención del cáncer de la vejiga, colon y próstata. Otro compuesto que también se encuentra en la col es el indol-3-carbinol, que tiene propiedades reparadoras del ADN y se ha utilizado en la prevención del desarrollo de algunas células cancerigenas. Para obtener la mayor parte de estos fitonutrientes naturales, se recomienda que se consuma todo tipo de col, ya que cada variedad contiene diferentes fitonutrientes, en diferentes combinaciones y concentraciones.

El jugo de col fresca se ha utilizado como tónico para ayudar a la curación de úlceras gástricas y en algunos países europeos se ha consumido durante décadas. Una pasta hecha de repollo se ha utilizado como un ungüento, que aplicado a áreas inflamadas del cuerpo, produce un efecto antiinflamatorio. Como otras verduras crucíferas, cuando se consume en grandes cantidades, puede producir bocio y causar hipotiroidismo.

Es una gran fuente de vitamina K, C, fibra y del aminoácido glutamina, un aminoácido con propiedades antiinflamatorias.

Brócoli

El brócoli también contiene una alta concentración de sulforaphane que como se describió anteriormente, es una sustancia vegetal natural que estimula la producción de enzimas destructoras de carcinógenos.

Además, contiene fitonutrientes, de la familia de los glucosinolatos, incluyendo gluconasturtian, glucobrassicin y glucoraphanin, que son compuestos útiles en la eliminación de los desechos corporales y ayuda en el proceso de desintoxicación. También contiene kaempferol, un potente antiinflamatorio flavanoide. Los compuestos isothiocyanates son responsables de regular y desactivar a componentes del sistema inflamatorio.

El brócoli es una gran fuente de vitamina C, A, K folato y fibra. También es una fuente no animal de omega 3.

Col rizada o acelga

La col rizada es otro vegetal con una alta concentración de vitamina A, K, C, luteína y calcio. Como las otras verduras crucíferas mencionadas, también contienen sulforaphane y indol-3-carbinol, lo cual ayuda a prevenir el desarrollo de algunas células cancerígenas.

La col rizada es una fuente de fitonutrientes antiinflamatorios y anticancerígenos en forma de glucosinolato, carotenoides y flavonoides. Los carotenoides consisten de luteína y beta-caroteno, mientras que los flavonoides, consisten en kaempferol, quercetina y 45 tipos diferentes de otros fitonutrientes, que tienen un efecto antioxidante a nivel celular. Se ha demostrado que la acelga reduce los riesgos de cáncer de la vejiga, próstata, mama, ovario y colon y se encuentra actualmente en estudios para buscar la aplicación clínica de estos efectos protectores.

Berza

Contienen alta concentración de vitaminas C, K, A, manganeso, ácido fólico y fibra soluble. La berza también contiene 3,3 ' di-indolilmetano, un potente inmune modulador con efectos antivirales, anticancerígenos y antibacterianos. Antioxidantes en las hojas de repollo, incluyen ácido cafeínicos, ácido ferúlico, quercetina y kaemferol, con los beneficios enumerados anteriormente, y es una fuente de omega 3 en forma de ALA

Rábano

El rábano ha existido por lo menos por 3000 años. Viene en diferentes variedades, colores y tamaños dependiendo de la clase y el método utilizado en su cultivo. El rábano es rico en ácido ascórbico, ácido fólico, vitamina B6, riboflavina, magnesio, cobre, calcio y potasio.

Contiene compuestos como sulfamidas, beneficiosos para el aparato digestivo, incluida la función del hígado y la vesícula biliar y en la producción de bilis

Rábano picante

Es una planta de raíz que proviene de la familia del wasabi y la mostaza.

Como otras verduras crucíferas, el rábano contiene muchos fitonutrientes incluyendo sinigrina, una forma de glucósido cristalino de isotiocianato de alilo. Esta es la sustancia que le da el fuerte olor al rábano picante. Este alimento también contiene potasio, calcio, vitamina C, magnesio y fósforo así como aceite de mostaza, el cual posee algunas propiedades antibacterianas.

Se usa en medicina como estimulante, laxante, diurético y antiséptico.

Coles de Bruselas

Entre las verduras crucíferas, las coles de Bruselas tienen la mayor concentración de sulforaphanes, un componente natural de la planta, que ha demostrado tener propiedades anticancerígenas potentes. También es alta en vitamina A, C y un compuesto llamado indol-3-carbinol, reconocido como una sustancia que ayuda a la reparación del ADN y que bloquea el desarrollo de las células cancerosas. Se ha demostrado que el consumo de coles de Bruselas ayuda a inhibir el crecimiento de helicobacter pylori (bacteria que provoca úlceras duodenal y úlceras gástricas). Galan MV, Kishan AA, Silverman AL (August 2004). Dig Dis Sci. 49 (7–8): 1088–90.

También se ha demostrado que el sulforaphane limita el daño causado por la radiación UV cuando se aplica tópicamente. Las coles de Bruselas son también una fuente rica de proteínas.

Agua

Ninguna dieta de tipo antiinflamatorios estaría completa sin mencionar algo sobre el agua.

Más del 60-70% del peso del cuerpo humano está compuesto por agua. No existe ninguna sustancia tan esencial para los procesos metabólicos normales, como el agua potable.

Somos afortunados de que en Estados Unidos, la mayor parte del agua es potable, limpia y segura para beber, porque en muchas partes del mundo la calidad y cantidad de agua disponible es escasa o inexistente.

Es difícil de creer, pero los antiguos romanos tenían agua de mejor calidad, que la mitad de la población mundial hoy en día. (www.water.org).

La cantidad de agua recomendada para beber cada día puede ser un concepto confuso. Hay incluso calculadoras por el internet que se pueden utilizar para calcular la cantidad precisa de agua que necesita el cuerpo humano.

Algunos recomiendan de 6 a 8 vasos al día, ¿pero de qué tamaño seria el vaso? La literatura médica dice 8 vasos de 8 onzas al día, pero yo tengo pacientes del corazón con baja función cardíaca que podrían desarrollar una insuficiencia cardíaca congestiva y terminar en el hospital por beber esta cantidad de agua. Todos estos números son una generalización, el consumo de agua variará en dependencia del peso corporal de las personas, la edad, la temperatura ambiental, el nivel de actividad física y otras consideraciones fisiológicas, ya que todos estos factores pueden causar que perdamos agua a través del sudor y la evaporación.

En general, una persona requiere de 1 a 7 litros de agua al día, dependiendo de su tamaño, nivel de actividad física y la temperatura ambiental. Otra forma de calcular los requerimientos diarios de agua necesaria es tomar su peso en libras y dividirlo por la mitad. La cifra resultante es la cantidad recomendada de agua que se debe tomar diariamente, en onzas. Por ejemplo, alguien que pesa 120 libras, requerirá tomar alrededor de unas 60 onzas de agua por día.

El agua es parte de una dieta antiinflamatoria porque es fundamental para el proceso de eliminación de las sustancias y residuos tóxicos producidas diariamente por el organismo.

El agua también ayuda a las personas a perder peso, ayudando a suprimir el hambre, así como ayuda a quemar calorías.

Varios estudios recientes, han demostrado que el agua es necesaria y beneficiosa para ayudar a quemar calorías. Las personas que beben 8 vasos de agua al día queman más calorías que las que beben menos cantidad.

De acuerdo a un estudio de la Universidad de Virginia Tech, después de un estudio de 12 semanas, voluntarios con sobrepeso y obesos que tomaron 16 onzas de agua antes de cada comida, perdieron un promedio de 15.5 kg, comparado a los solo 11 kg que perdieron los que no bebieron agua, lo que representa un 44% más, de pérdida de peso, simplemente por beber agua antes de cada comida. Este resultado se explicó sobre la base de que los que bebieron agua consumieron en

promedio unas 75 calorías menos con cada comida. (Brenda
M. Davy Journal of the American Dietetic Association, Vol. 108, issue 7, pages
1236-1239. July 2008).

Otra cosa interesante es que, el hambre que a menudo
sentimos, puede ser simplemente, el organismo pidiéndonos
agua.

Existe un número de personas que regularmente confunden el
tener sed, con tener hambre. Esto ocurre porque las hormonas
en el sistema digestivo, que estimulan nuestro centro de
hambre en el cerebro, son similares a las hormonas que nos
alertan de la sed. Como es difícil a veces distinguir entre estos
dos estímulos, a menudo buscamos alimentos y comemos,
cuando en realidad lo que tenemos es sed y es beber agua lo
que realmente necesitamos.

Así que la próxima vez que sienta hambre, antes de comerse
una rosquilla, en su lugar beba agua fría, ya que el agua lo
llenara y puede satisfacer la sensación de hambre.

Quiero tomar un momento para compartir con ustedes algo
que me ha parecido realmente interesante. En la medicina
tradicional china, el consumo de agua con hielo o fría con una
comida caliente se considera una locura, ya que va en contra de
toda la filosofía del equilibrio y del Yin y Yang.

Las comidas calientes y tibias funcionan para calentar el
cuerpo, el alma y procesos fisiológicos de tipo Yang (calor)
creando un estado bien particular, mientras que beber agua
fría conmociona o sacuda el sistema y tiende a sacarlo fuera
de balance, lo que conduce a malestares digestivos, crea
desbalances y enfermedades. Recuerde que en la medicina
china y en la Ayurdevica el cuerpo está interconectado y trabaja
al unísono. El Yin y Yang, el cual es un concepto de polaridad,

enseña que para mantener la salud, todos los procesos del cuerpo tienen que trabajar en armonía.

Enfoque de esta forma estas tradiciones, cuando se come una comida caliente, el centro del cuerpo recibe nutrientes y están funcionando los procesos metabólicos en su estado ideal y adecuado. Al beber agua o bebidas frías, se provoca una perturbación, shock, o trauma en el cuerpo, que produce un desequilibrio que puede dar lugar a muchos trastornos digestivos. La aplicación simultánea de dos temperaturas de polaridades opuestas según las tradiciones y enseñanzas de la medicina china, puede traer como resultado enfermedad.

Me parece que hay mucho de cierto detrás de esta creencia.

Mi historia personal

En ocasiones recibo pacientes que cuando les aconsejo dejar de fumar, de la importancia de la actividad física y sobre el cambio de la dieta, me permiten terminar mi charla pero luego me miran y comienzan a decirme que yo no entiendo lo difícil que es que ellos cambien su comportamiento y hábitos, suponiendo que alguien con un título de médico, nunca ha experimentado esos mismos malos hábitos.

Déjenme decirles, que los médicos somos como cualquier otra persona. Algunos pueden ser prepotentes y acomplejados y tienen grandes egos o creen que el mundo gira en torno a ellos, pero la gran mayoría de nosotros somos como ustedes. Personas simples, prácticas, realistas, preocupadas por nuestra familia, nuestra salud y bienestar, y que tenemos que tratar con todas las pruebas y tribulaciones que nuestro particular camino en la vida pone ante nosotros.

Muchos se sorprenderán al saber que yo casi nunca bebía agua.

Hasta hace un año atrás, consumía un litro de soda de dieta al día. No tomaba agua, durante el día, sólo refresco dietético. Ño! Como dice mi amigo, Alvarez-Guedes.

Pepsi o Coca-Cola de dieta, no importaba cual, compraba la soda de dieta que estuviera más barato o en descuento. Si usted fuera a venir a mi casa, encontraría unas 20 botellas de un litro en tamaño, de soda de dieta en el garaje, compradas a precio de descuento, al por mayor.

Día tras día, año tras año, tomé refresco de dieta, aunque sabía que este comportamiento, a largo plazo, no podía ser saludable, pero era adicto.

Pero al igual que muchos de ustedes mismos, yo racionalizaba que los refrescos consisten en un 98% de agua, entonces, yo, básicamente lo que estaba tomando era agua potable. Además, era refresco de dieta, sin calorías, por lo que yo pensaba que lo que realmente estaba bebiendo era agua saborizada y eso no podría ser tan malo, por lo que seguía tomándola día tras día y año tras año. Me había autosugestionado y resuelto mis preocupaciones, por medio de mi manera de pensar y ver las cosas. Se puede decir que en base de mi propio sistema de creencias engañosas.

Debí recordar y de haberme dado cuenta, que todas las bebidas gaseosas y refrescos son aguas carbonatadas, creadas por la adición de productos químicos como el dióxido de carbono que provocan la carbonatación y está repletas de sustancias artificiales, desde azúcares como sirope de maíz de alta fructosa, saborizantes y conservantes. Las colas también contienen cafeína y ácido fosfórico que se sabe que se fijan con el calcio y el magnesio. Algunos especialistas creen que es este componente el que puede estar asociado y ser una causa de la reducción de la densidad ósea y con el aumento del riesgo de fracturas de hueso, aunque hay resultados contradictorios en cuanto a esto.

Si alguna vez ha puesto o aplicado una soda o un refresco a los contactos de la batería de un carro, habrá podido ver cómo el líquido comienza a burbujear en el contacto, y al poco tiempo, la corrosión y la acumulación química en los terminales se disuelve, producto de las interacciones de los iones químicos contenidos en la soda. Y a pesar de esa pequeña voz dentro de mi cabeza y a la voz más fuerte de mi esposa, que me decían que no siguiera, yo continuaba bebiendo refresco de dieta en lugar de agua.

Todo esto demuestra, que todos podemos actuar como unos idiotas en cualquier momento dado. Incluso con mis credenciales de 'doctor' y una mente analítica, uno es todavía capaz de llegar a conclusiones ilógicas, basado en creencias erróneas y tal vez engañosas, algo con lo que creo que todos tenemos la capacidad de identificarnos.

Así que, como finalmente termina la historia es que, durante una de las conferencias en la Universidad de Arizona, en el Centro de Medicina Integrativa donde estaba tomando clases, mostraron en la pantalla unas diapositivas, que comparaban los efectos de los glóbulos rojos de individuos que bebían agua versus individuos que bebían soda. Lo que aparecía en la diapositiva de los bebedores de refrescos fue un aumento de la adherencia o adhesión de las células sanguíneas entre sí, causando un movimiento más lento de los glóbulos rojos. Un patrón de movimiento anormal conocido científicamente como efecto Rouleau.

Durante esta conferencia, por primera vez pude ver con mis propios ojos los efectos potencialmente nocivos que beber refresco de dieta produce, pero que yo había decidido ignorar.

Me encontré pensando en cómo algo tan simple y delicioso e inocuo como la soda, podría ser capaz de cambiar una función fisiológica tan importante como la propia circulación sanguínea.

Lo primero que hice al regresar de la conferencia fue dejar de tomar refresco de dieta.

Fue una acción simple y un cambio que estaba dispuesto a hacer, pero una decisión inicial, y una acción y cambio que es parte de lo que una dieta saludable de tipo antiinflamatorio significa.

Nuestro futuro se inicia con una única y simple acción. Un primer paso, que dará lugar a un camino de posibilidades ilimitadas.

Así entonces siempre que sentía el deseo de beber mi refresco de dieta, que era básicamente a lo largo de todo el día y con cada comida, rápidamente me bebía un vaso de agua para calmar ese deseo de soda que mi cuerpo pedía.

En un tiempo bastante corto, pude dejar la obsesión y el abuso de la cola de dieta y por lo menos en mi caso, no fue tan difícil como pensaba, algo importante para que toda persona que desea cambiar un hábito determinado reconozca.

Creo que con frecuencia nos saboteamos nosotros mismos, incluso antes de que intentemos cambiar nuestro comportamiento, ya que en lugar de centrarnos en el resultado final y en los muchos beneficios que nuestra acción tendrá a largo plazo, nos enfocamos en pensar en lo duro o doloroso que este cambio seria o encontramos otras razones que justifiquen nuestras creencias, lo que nos derrota antes de comenzar.

Muchas veces somos nosotros mismos, los que resultamos ser nuestros peores enemigos, por creer, pensar e imaginarnos que el cambio que deseamos realizar será tan malo o difícil, como pensé yo por no querer dejar de tomar refrescos, cuando en realidad son nuestras propias imaginaciones las que causan la dificultad.

Hoy, muchos meses después, estoy feliz al reportar que estoy tomando agua durante el día al igual que comencé a tomar té verde y solo en algunas ocasiones bebo cola de dieta, que aunque todavía la disfruto, ya no me sabe igual.

Cuando empecé a hacer mi residencia de medicina interna, como un residente de primer año, podía permanecer hasta toda la noche despierto, admitiendo pacientes, comenzando sus tratamientos, para poder presentarlos en la mañana siguientes a nuestros residentes y otros miembros del personal médico. Fue en la época en que se comenzó a reconocer una enfermedad letal que afectaba a personas de edades jóvenes, y a la cual se le dio el nombre de síndrome de inmunodeficiencia adquirida, o SIDA.

Estaba trabajando en un hospital en el área de Nueva York, donde estaba siendo expuesto a todo tipo de enfermedades y dolencias, que sólo tres años antes, ni podía pronunciar, pero que ahora era responsable de diagnosticarlas y comenzar los tratamientos adecuados, con un promedio de 3 a 5 nuevas admisiones nuevas cada noche de guardia. No existía personal auxiliar ni reglas para los residentes en esos tiempos, por lo que trabajábamos durante toda la noche y con suerte, podíamos descansar algunas escazas horas, a mediado de la noche.

Naturalmente, cualquier sustancia legal que nos permitiera mantener activos y trabajando, fue probada. Una noche de madruga, después de que había desaparecido la energía aportada por la cafeína, uno de los miembros de mayor rango de mi equipo, un médico de Noruega, que también tenía una

Maestría en salud pública, me dio uno de sus cigarrillos Pall Mall. Yo nunca había fumado antes y para aquellos de ustedes que no saben nada de esta marca, déjenme decirles, todo lo que recuerdo es que era un cigarrillo fuerte! Después de 2 o 3 inhalaciones, sentí como si me estuvieran arrancando los pulmones. Mi garganta se recalentó y mi tos era tan profunda, que se me salían las lágrimas.

Pero ocurrió algo mágico. Después de que desapareció mi dificultad respiratoria y deje de ver doble, conseguí un zumbido y la energía más grande que jamás había sentido y el efecto fue tan profundo, que pude permanecer despierto por horas para acabar mis admisiones y trabajo correspondiente.

Al parecer fue la nicotina actuando como un estimulante lo que me produjo tal efecto significativo, que al poco tiempo estaba pidiendo cigarrillos "prestados" a mis compañeros de equipo. Mis colegas y yo normalmente fumábamos en nuestra pequeña sala de estar, ubicada en alguno de los pisos de pacientes, en el hospital. En ocasiones el director del programa nos sorprendía fumando en la estación de las enfermeras y nos pedía que apagáramos el cigarrillo, lo cual hacíamos justo en el piso del hospital. Una vez más, esto fue hace mucho tiempo, cuando aún, se permitía fumar en los hospitales. Con el tiempo comencé a fumar de forma regular. Fumé durante 10 años y nunca tuve realmente el deseo de dejar de hacerlo. Yo estaba en forma, hacia ejercicios y no tenía antecedentes familiares de enfermedades del corazón y tenía muy buenos niveles de colesterol. Nuevamente, la formación de conclusiones ilógicas basadas en creencias erróneas y tal vez engañosas, pero eran mis creencias y por lo tanto seguí fumando. Además yo no estaba dañando a nadie!

Eventualmente, conocí a quien sería mi futura esposa, que era atlética, y una esquiadora alpina del equipo de Juegos Olímpicos Juveniles (Junior Olympics), que se entrenaba y disfrutaba practicando spinning. Una vez decidí tomar una de estas clases de spinning, para probarlo y para poder un día aparecerme en su clase e impresionarla con mi atletismo. Pensé que sería algo divertido ya que yo me sentía en buena forma y hacia ejercicios rutinariamente. Déjenme decirles, pensé que me iba a morir. Y esto fue sólo después de los primeros 10 minutos de la clase de spinning, durante la fase de calentamiento. Mientras que los demás estaban sonrientes, y cantando con la música que ponen en el salón, a mí me faltaba el aire, me dolía todo el cuerpo y estaba buscando la manera de poder salir y escaparme de la clase. Esta situación fue el comienzo de mi deseo de dejar de fumar. Noté el daño que me estaba haciendo a mí mismo. También me motivo que mi novia me pidió que dejara de hacerlo.

Una vez más aprendí que las personas solo tomarán la acción de adoptar un estilo de vida apropiado, cuando estén listas para ese cambio, y ojalá que esto ocurra antes de que se produzca cualquier daño permanente a su salud.

Después de 10 años fumando y 3 intentos de dejar el cigarrillo, fui capaz de dejar de fumar hace ya más de 10 años. Así, que cuando los pacientes me dicen, que yo no entiendo lo difícil que es dejar de fumar o dejar un vicio, yo he pasado por los mismos pasos y he tenido experiencias similares.

Sólo menciono esto para compartir con ustedes el hecho de que no importa que impresionante alguien parezca ser o cuales sean sus credenciales o la posición de poder que ocupe, todos somos verdaderamente iguales, simplemente seres humanos.

Poco a poco, un cambio a la vez, se puede lograr más de lo que se imaginan, como lo pude hacer yo mismo.

Si yo pude cambiar los malos hábitos de varios años, usted también puede cambiar esos malos hábitos.

Lo importante es tomar la decisión y realizar una acción positiva que conduzca a esa meta final deseada. No frustrarse o decepcionarse, y seguirlo intentando. Recuerde que para mí, el dejar de fumar tomó tres intentos. Lo bueno que tenemos los seres humanos, es la perseverancia.

Conclusión

Muchos estadounidenses están finalmente reconociendo la importancia que tienen la nutrición y los alimentos que comemos, en el mantenimiento y conservación de la salud e incluso en controlar y revertir muchas enfermedades crónicas.

En estos momentos, este hecho ha adquirido más importancias a raíz del aumento de los costos en el cuidado de la salud y el aumento constante del número de niños enfermos, poco saludables, con sobrepeso y obesos. Además de estas estadísticas está el número de programas de televisión dedicados a ayudar a las personas mórbidamente obesas a perder peso, programas de cocina que hacen hincapié en las comidas bajas en calorías y en general existe una mayor concientización de la situación. Sin embargo es cada uno de nosotros, el que debe ser proactivo en nuestro propio cuidado de la salud. No podemos permitirnos el lujo de engordar hasta llegar a estar pasados de peso y/o desarrollar alguna condición médica, antes de comenzar a actuar.

La realidad es que, en general, la mayoría de nosotros nacemos saludables. Nos debemos a nosotros mismos y a nuestras familias el tomar el control en la selección de los alimentos que están a nuestra disposición, así como el mantenernos activos, en movimiento y realizando actividad física. Eso es todo.

Las dietas populares ayudarán a algunos, las píldoras, polvos y suplementos reductores de peso, ayudaran a otros, pero ninguno de estos ofrecen la libertad de por vida de no tener que pagar o sufrir los posibles efectos secundarios, que todavía se desconocen, que puedan tener estos productos a largo plazo.

Dieta y ejercicio durante toda la vida, es el camino comprobado que nos llevará a una vida de salud y bienestar. Esta elección es nuestra.

Los alimentos saludables, orgánicos y naturales tienden a ser un poco más caros que los producidos comercialmente de forma masiva, pero hay cosas que podemos hacer, para minimizar sus costos.

La primera de todas, comprar productos locales.

Comprando los productos de las granjas y de los cultivadores de la zona, obtendrá un producto más fresco y de mejor calidad. Hay un período de tiempo más corto desde el cultivo a la mesa, el tiempo de transportación es más corto y así los costos son menores. Como los productos locales provienen de proveedores de la zona, no hay necesidad para el procesamiento y los conservantes, que con frecuencia se agregan al producto producido de forma masiva.

Me sorprendió gratamente, cuando vi recientemente que en una cadena nacional de alimentos que se especializan en alimentos orgánicos, tenían una gran sección dedicada a productos producidos localmente. Este supermercado en particular, al sur de Miami, tenía melones, fresas y todo tipo de verduras y vegetales, todos producidos en fincas y granjas locales. Aún más sorprendente fue que los precios de estos productos locales, eran menos costosos que los de los productos producidos en masa, a miles de kilómetros de distancia y vendidos en otras cadenas de supermercados tradicionales.

Esto nos muestra que no deberíamos automáticamente pensar que porque una tienda está especializada en productos alimenticios orgánicos y naturales, que todos los artículos serán más caros.

2). Otra idea es el de comprar al por mayor y compartir entre amigos o familiares. Con regularidad, se puede encontrar rebajas en todos los artículos de los mercados, incluidos los alimentos orgánicos y saludables. Puede encontrar aceite de oliva, trigo y panes de grano, té, frutas, verduras, carnes magras, granos y otras opciones saludables en rebaja. Mi esposa compra 2 paquetes/contenidos de pan integral cuando están en oferta o rebaja. Ofrecen que al comprar un pan, se puede llevar el otro gratis, y este segundo lo congelamos. Cuando terminamos de comer uno, sacamos el otro del congelador, se deja descongelar y el pan es tan fresco como acabado de comprar, sin humedad ni cambio de textura o consistencia.

3). Aproveche las ofertas de productos que están en temporada. En las grandes ciudades, como el área del sur de la Florida, las grandes tiendas de comestibles a menudo tienen 3 contenedores de fresas por 5 dólares e igualmente se encuentran arándanos, moras y otras frutas frescas producidas localmente, a precios muy asequibles. Nosotros, lo que no comemos enseguida, lo congelamos.

Naranjas, bananas, y uvas generalmente están a la venta durante todo el año y también se pueden encontrar en rebaja.

Al igual que las frutas, las verduras se encuentran también con frecuencia en oferta, a precios rebajados. Una vez más, trate de comprar al por mayor en la medida de sus posibilidades, especialmente aquellos productos en temporada, y compártalos entre amigos y familiares. Muchos de estos artículos se pueden almacenar en diferentes formas, incluyendo congelados, para ser usados posteriormente.

4). Los mercados de los agricultores (Farmer Markets) o ferias, son otra gran forma de comprar productos locales. Cada ciudad y cada pueblo tienen su propia versión de un farmers market, incluyendo aquellos en climas más fríos, donde se celebran por varios días a lo largo de cada mes y que es otra opción para poder encontrar productos saludables a precios asequibles.

4). Plante su propio jardín! ¿Por qué no plantar sus propios "jardines de la victoria", como lo hicieron en la década del 40 y 50?

Reconozco que muchos no tienen acceso a grandes espacios, pero para aquellos que si lo tienen, es una forma divertida de salir afuera, coger sol y pasar más tiempo con sus hijos o con usted mismo en contacto con la naturaleza. No hay nada más gratificante y más saludable, que comer algo que uno mismo ayudó a cultivar, libre de plaguicidas y químicos.

Es maravilloso ver informes en los noticieros de que en algunas escuelas se les enseña a los niños la importancia de una dieta saludable, y a cómo empezar sus propios jardines en los terrenos de las escuelas.

Lo que es viejo, es nuevo otra vez, y un regreso a una selección de alimentos más saludable es el primer paso para una sociedad más sana.

Alimentos para la vida.

Otra cosa que también podemos hacer es, escribir una simple carta a su congresista, senador y legisladores estatales, solicitando opciones de alimentos más saludables y más asequibles. Si todos nosotros empezamos a escribir, pidiendo y exigiendo mejores opciones de alimentos y productos de calidad a un precio asequible, finalmente nos escucharan.

No tiene absolutamente ningún sentido que el Gobierno recomiende el consumo de alimentos saludables como frutas y verduras, mientras siguen subvencionando y creando el entorno que nos proporciona alimentos altamente refinados y procesados, del tipo de comida rápida, cargados de grasas, azúcares y calorías, cuando debería ser al revés.

Es triste, pero muchas personas en una posición de poder y autoridad capaces de cambiar las legislaciones que pueden afectar a la salud, no son conscientes de la inmensa cantidad de datos disponibles sobre la importancia de la nutrición y la alimentación. Incluso la mayoría de los médicos no entienden el impacto y la importancia de la nutrición.

Tuve un paciente recientemente que me menciono que había sido tratado con éxito de cáncer de próstata. Cuando le sugerí que comiera tomates, alimentos a base de tomate y verduras crucíferas, me dijo que el especialista en próstata, (un profesor universitario), le había dicho que evitara los tomates y otras verduras ya que estos pueden causar malestar e irritación de la vejiga.

Bueno, a mí no me hablen de títulos e iniciales asociadas con nombres de médicos, ya que he conocido a muchos con impresionantes. Los tomates, como ahora ustedes conocen, son una gran fuente de licopeno, que ha demostrado ser beneficioso para reducir la incidencia del cáncer de próstata, pero esto es otro ejemplo de la enorme desconexión y desigualdad que existen en la medicina estadounidense.

Se necesitará de todos nosotros unidos con una sola voz, para que finalmente cambien la política y se empiece a ver una disminución en el costo de los alimentos de mejor calidad.

Espero que este libro sirva como punto de partida y que ustedes continúen obteniendo información acerca de la relación y asociación entre nuestra dieta y el desarrollo de enfermedades. Una asociación que tiene la inflamación crónica como un proceso subyacente.

No cabe duda alguna, que la relación entre la dieta, nutrición y enfermedades será un área de estudio continuo en los próximos años. Además de los alimentos en sí, la interacción que nuestra genética individual juega en asimilar los diversos alimentos que comemos y nutrientes que consumimos, desempeñará un papel importante en la ciencia de la genética.

Tenemos que dejar de depender de un sistema médico disfuncional, y roto. De depender de dietas de moda que prometen la pérdida de peso de un día para otro, de píldoras, polvitos, líquidos y trucos que no funcionan a largo plazo y comenzar a reconocer que la única forma de obtener bienestar y salud duraderos es participando activamente en nuestra elección de alimentos y con el ejercicio. Aunque esto suene simple, es fundamental.

Soy una persona que me crié comiendo carnes y sigo comiendo pizza, hamburguesas y todos los demás alimentos "normales" con los que la mayoría de nosotros crecemos. Lo que hago ahora sin embargo es que balanceo los alimentos que me gustan, con mi salud y pongo la salud primero.

También tengo la ventaja de ver y tratar a muchas personas que sufren de enfermedades que hubieran sido fácilmente controlables, a edades más tempranas, y esto ha abierto mis ojos al analizar mi propia salud y de cuidarla.

Mientras los pacientes son cada vez más jóvenes, yo me estoy volviendo viejo. Me siento afortunado de tener buenos genes y estar sano y sin problemas médicos.

Porque he visto muchas condiciones de salud desagradables y estoy agradecido por mi propia buena salud, es que trato de ayudarme a mantenerme saludable, comencé a tomar suplementos de omega 3, una multivitamínica y una aspirina de 81 mg (de bebé), todas la mañana antes de ir a trabajar. Comparto esto con ustedes para que tengan idea de lo que tomo yo para ayudar la salud.

Puede usted pedirle a su médico o nutricionista, que le recomiende en cuanto a que suplementos tomar.

Pero el tema es recordar, que son los alimentos que ingerimos a lo largo de nuestra vida, que se procesan y convierten en nutrientes, los que pueden ayudar a nuestra salud y bienestar, o hacernos daño.

Reconozcan esto y traten de hacer cambios, a su propio ritmo. Pero al menos, intentar reconocer este hecho.

También ayuda, que se empiece con un solo cambio a la vez, y poco a poco añadir más cambios hasta poder lograr sus metas. De esa forma no se sentirán muy abrumados.

En lugar de comer pizza 3 días a la semana, tal vez reducirlo a solo a uno. Disminuir el bistec o la hamburguesa, de 3 o 4 veces a la semana, a cada dos semanas.

También recuerden la importancia que tiene el ejercicio. Traten de aumentar la cantidad de actividad física que hacen o decidir que irá al gimnasio.

Eviten a todo costo, cualquier producto de rebajar de peso o para la preservación de la salud, que mencionen que no es necesario el hacer ejercicios mientras usan el producto ya que el ejercicio es lo más importante para la preservación de la salud.

Yo perdí 20 libras simplemente caminando por una caminadora eléctrica-treadmill, (que compré en precio de rebaja) por las tardes, mientras miro la televisión. Yo estaba yendo al gimnasio, pero nos mudamos y el gimnasio me quedaba más lejos y me resulta incómodo ir, pues soy demasiado vago para tener que conducir una mayor distancia y encontrar parqueo, así que compré una caminadora y me hago el propósito y pongo la disciplina de realizarlo 5 días a la semana.

Otras recomendaciones para mejorar su nutrición incluyen, el comer un puñado de nueces o aceitunas en lugar de bocadillos procesados altos en calorías.

Beba agua primero, cuando se siente con hambre.

Disminuya el tamaño del plato que utiliza para comer.

Coma despacio.

Saboree los sabores de los alimentos.

Evite comidas rápidas, de franquicia, y en vez lleve al trabajo un almuerzo a base de pavo y lechuga. Póngale un pedazo de queso y condimentos como mostaza.

Involucre a su familia para que participe en este proyecto y comiencen a leer las etiquetas nutricionales de los alimentos.

Cuando coman, traten de identificar los diferente macronutrientes. Identifique las proteínas, los carbohidratos y las grasas en los platos de comida.

Un cambio lo llevará a otro, y con el tiempo le permitirán tomar las medidas apropiadas.

Empezará teniendo más conciencia de lo que están comiendo y alimentando a sus familias.

Mi investigación durante la preparación de este manuscrito, también indica que un tipo de dieta vegetariana y baja en caloría total, puede ser el tipo de nutrición más saludable. Mientras que admiro y respeto a los vegetarianos, no creo que yo podría ser estrictamente vegetariano, pero he aumentado el consumo de verduras y proteínas basadas en productos vegetales. Disminuí el consumo de carne roja a una vez cada 2 semanas, más o menos, en lugar de varias veces a la semana. Sentí que era lo correcto para mí, en esta etapa de mi vida y esto es lo que espero que cada uno de ustedes haga.

Entiendan sus necesidades y problemas de salud particulares y tomen las medidas que estimen convenientes.

Las culturas del mundo que tienen una larga duración de vida son aquellas que siguen una dieta simple, de origen vegetal, con un consumo de proteína ocasional y que efectúan una actividad física moderada.

Continúen leyendo sobre la nutrición y las enfermedades. La medicina es un campo que cambia cada semana. Lo que era cierto ayer, ha sido sustituido por los nuevos resultados de hoy en día.

Les recomiendo que si algo de lo que escribí, le interesó, que continúen investigando y educándose. No crean nada de lo que alguien escriba o diga. Acostúmbrense de respetar lo que se escribe y se dice, pero verificar. Como decía el Presidente estadounidense, Ronald Reagan "confíe, pero verifique".

Ustedes son capaces de cambiar sus hábitos dietéticos y aunque no es fácil, vale la pena.

Recuerde que la salud, es el gran ecualizador.

Sobre el autor

Jorge Bordenave es un médico de tercera generación que creció en una casa donde cada noche podía escuchar historias de salud, bienestar y milagros. No cabía duda de que el también seguiría los pasos de sanadores.

Está entrenado en medicina interna, cardiología invasiva, ecocardiografía transesofágica y cardiología nuclear y tiene un gran interés en todos los temas relacionados con la salud y el bienestar.

Es un buzo y ha tomado varios cursos de medicina hiperbárica incluyendo el programa de medicina de buceo de la NOAA y es un médico examinador certificado de buzos. Es un médico aprobado por el gremio de actores de cine y televisión, y durante 15 años ha sido el médico de muchas de las producciones de televisión y cine rodadas en el sur de la Florida.

Solo le faltan 6 créditos para obtener su título de MBA en cuidados de la salud y espera obtener una Maestría en salud pública ya que ha sido aceptado en un programa de MPH.

De todos sus logros profesionales, sin embargo, el más gratificante ha sido completar su tercera residencia o entrenamiento en Medicina Integrativa en el centro de la Universidad de Arizona de Medicina Integrativa.

"Este fellowship me recordó que todavía somos curanderos y sanadores, y esa curación muchas veces se logra simplemente con sólo escuchar al paciente y de reconocerlo como individuo, algo que es ajeno a la forma en que la medicina se practica hoy en día, donde ordenar pruebas y prescribir píldoras se ha convertido en "estándar de excelencia", y en la rutina en nuestro sistema del cuidado de la salud disfuncional".

Dr. Bordenave ha recibido varios premios a la excelencia en la atención médica de pacientes cardíacos y diabéticos y tiene un promedio de más de 200 horas de créditos CME de educación médica por año.

Además de su práctica privada, es Profesor Asociado de medicina clínica en la Facultad de Medicina Herbert Wertheim de la Universidad Internacional de Florida, lector de Cardiología para el programa de residencia de medicina familiar de graduado médicos de la Universidad Nova Southeastern.

Sirve en el comité de educación médica continua del Palmetto General Hospital y dirige la sección de mejoramiento y calidad médico, en el Larkin Community Hospital.

Ha sido y es médico voluntario de la Liga Contra el Cáncer, la clínica médica gratuita de la Iglesia San Juan Bosco, y ha dado conferencias para grupos de apoyo a pacientes de cáncer, en las áreas de nutrición y mente y cuerpo.

Sus intereses incluyen, estudiar los sistemas de salud y atención de la salud alrededor del mundo, educar a los pacientes sobre cómo conservar la salud y el bienestar, viajes, fotografía, buceo y medicina integrativa.

También sigue escribiendo sobre la importancia de la conexión de la mente y el cuerpo en el mantenimiento de la salud y el bienestar, así como en la capacidad innata del cuerpo de curarse, sin necesidad de fármacos y químicos tóxicos.

"En la medicina, como siempre lo ha sido, menos es más".

Otros Libros por el Dr. Bordenave

La dieta anti-inflamatoria

Entendiendo la Fibromialgia

Su Manual de la Salud

Change your diet, change your health